AF318348

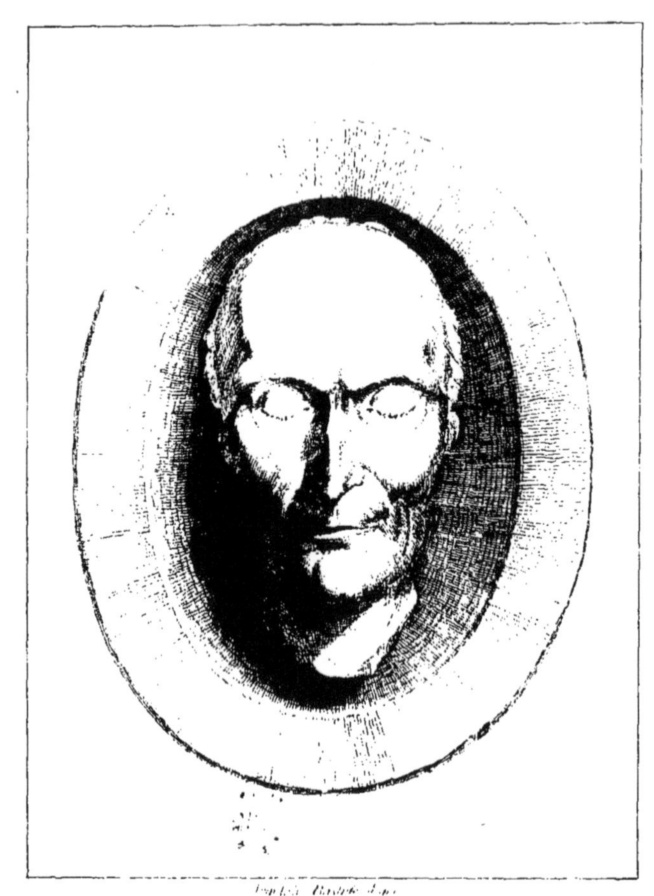

MASQUE DE

J. A. ANTONINI

BIOGRAPHIE

DE

J.-A. ANTONINI

MÉDECIN EN CHEF DE L'ARMÉE D'AFRIQUE,

Officier de la Légion-d'Honneur, décoré de l'O. de Charles III d'Espagne, etc.

Par M. H. Cabrol.

MÉDECIN ADJOINT A L'HOPITAL MILITAIRE DU DEY A ALGER.

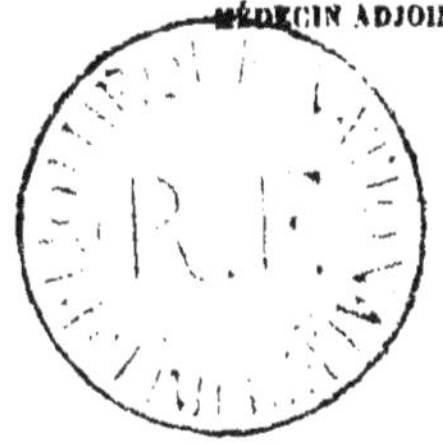

ALGER

BASTIDE, LIBRAIRE-EDITEUR.

—

1846.

AUX MANES D'ANTONINI.

AUX OFFICIERS DE SANTÉ MILITAIRES.

A L'ARMÉE D'AFRIQUE.

H. CABROL.

Alger, le 29 juillet 1846.

Dépositaire des dernières volontés et des œuvres d'Antonini, je viens rendre hommage à sa mémoire, honorée déjà par ses contemporains, avec la justice due au mérite qui doit faire époque dans les annales de notre conquête. J'ai aussi pour but de remplir un devoir envers le corps des officiers de santé militaires, qui pleurent cette intelligence éteinte, et de donner à la veuve, fatalement privée de ses droits à la pension, un témoignage de sympathie.

Cette publication a été retardée par des raisons particulières, et surtout par les difficultés de l'entreprise que je ne puis espérer d'avoir surmontées. Mes efforts, bien qu'impuissants, seraient téméraires, s'ils n'étaient excusés par la saintelé du sujet, elle m'encourage à livrer au public un abrégé de la vie et des œuvres d'Antonini, mort après quinze ans de travaux sur le sol d'Afrique, et après avoir consacré sa vie à la médecine, à l'armée, à la patrie et à l'humanité.

Je n'ai touché qu'aux époques principales de sa laborieuse carrière, évitant avec soin tout ce qu'il aurait lui-même désapprouvé vivant; cette nécessité expliquera plusieurs lacunes. Les idées utiles, contenues dans ses manuscrits, ont eu la préférence sur celles, peut-être plus séduisantes à la lecture, qui ne pouvaient satisfaire que la curiosité. Dans la crainte d'une interprétation infidèle, ses lettres ou ses écrits ont remplacé mes commentaires; plusieurs confrères m'ont prêté leurs concours, plusieurs amis m'ont aidé de leurs conseils, tous ont allégé ma tâche. Je leur en exprime ma reconnaissance.

Antonini a laissé plusieurs manuscrits et ne mérite pas le reproche de n'avoir rien produit. Ses travaux ont trait à la science d'application, tels que la pratique médicale, l'administration, l'organisation des hôpitaux et celle des officiers de santé militaires, la politique et l'économie politique locales, le développement du pays, l'avenir de la colonie, la succession des races, les révolutions religieuses et des rapports nombreux sur les faits accomplis et sans retour depuis notre domination. La plupart sont rédigés en langue

italienne et perdent de leur couleur par la traduc-
tion. L'habitude de la concision de la phrase latine
est transportée dans celle qu'il écrivait en français,
exempte de diffusion ou de mots inutiles, ainsi
qu'on le voit dans son *Cours de pathologie*, dont
ce volume contient la première leçon : et n'au-
rait-il rien écrit lui-même, comment méconnaître
qu'il ne sût inspirer aux autres l'amour profond
de l'étude et du travail ?

Toutes les parties de cet héritage qui pourront
être coordonnées avec un utile intérêt, seront recueillies sans mériter le reproche quelquefois pré-
conçu, que le sujet soit sacrifié au commentateur.

H. CABROL.

NOTICE BIOGRAPHIQUE

J.-A. ANTONINI

MÉDECIN EN CHEF DE L'ARMÉE D'AFRIQUE.

M. Antonini, médecin en chef de l'armée d'Afrique, est mort à Alger, le 10 octobre dernier. Au milieu des événements qui attiraient l'attention générale, l'Algérie ne fut pas indifférente à cette perte. Elle ne put voir creuser cette tombe sans émotion ; car, depuis quinze ans, elle comptait Antonini au nombre de ses bienfaiteurs. Il était l'un de ces hommes utiles aux destinées d'un pays nouveau qui va parcourir ses trois périodes, de conquête, de domination et de colonisation.

Antonini qui ne comprenait pas l'homme séparé de l'humanité, avait senti, avec sa pénétration ordinaire, que son rôle était marqué en Afrique ; que ses intérêts matériels fussent ou non sacrifiés à cette tâche, il ne le calcula jamais ; mais il y vit l'occasion d'y mettre en pratique les hauts principes philosophiques puisés, dès l'enfance, dans les écoles supérieures de Rome, où il fut couronné à seize ans ; principes fortifiés par l'expérience et l'étude, et sans cesse régénérés par les progrès des

1

sciences humaines qu'il suivait et discutait avec passion.

C'est ainsi qu'il était à la fois, le médecin de l'homme et celui de l'humanité. Quel théâtre plus propre que l'Algérie, à alimenter de pareilles aptitudes ?

La médecine devait être ici la providence de l'armée et des colons ; Antonini, avait senti qu'après l'occupation par les armes, le pays demandait la santé, que l'armée d'Afrique voulait partout le même héroïsme. Les succès des uns doivent accompagner les victoires des autres, et l'histoire ne pourra les séparer ; les premiers meurent sur le champ de bataille, où les autres partagent le même danger, mais succombent souvent sur celui des épidémies plus meurtrières encore ; c'est sur ce théâtre qu'Antonini a été frappé ; il connaissait le danger, mais confiant dans sa force, comme un brave dans son courage, il a méprisé les rigueurs du climat, comme un autre oublie de compter ses ennemis. Militaire, il devait sa vie à la patrie, médecin, elle appartenait à l'humanité ; il a accompli ce double sacrifice en donnant une nouvelle preuve de ces abnégations, dont l'histoire de la médecine a fourni plusieurs exemples, à différentes époques.

Notre nouvelle conquête eut toutes ses sympathies, il s'y attacha avec ardeur, il en a étudié et suivi les périodes ascendantes et descendantes, il possédait toutes les questions principales ou accessoires, et j'ose dire que peu d'hommes auront, comme il en avait, des notions aussi complètes sur l'ensemble du pays ; religion, philosophie, politique, médecine, administration, production du sol, tout lui était familier, partout il s'élevait au premier rang et il jugeait sainement. Il pouvait traiter ensemble toutes ces questions, sans nuire à aucune, car il possédait cette heureuse organisation cérébrale qui loin de séparer les choses, tend sans cesse à leur trouver un lien commun qui les rattache au même principe. Il devint ainsi l'un des premiers membres de cette phalange d'élite, qui a patiemment préparé le développement successif de la conquête, et l'a conduite jusqu'à la virilité, à travers les orages des premiers ans. Ses conseils furent toujours écoutés, car il apportait ses lumières avec la remarquable prudence qu'on lui a connue et qui devait leur donner plus d'autorité. Il a plus d'une fois prévenu de fausses mesures, et préservé le pays de plus d'un malheur. Ces hommes créateurs ont traversé et dominé les périodes critiques, en dirigeant les événements qui ne peuvent plus se reproduire aujourd'hui. Les oscillations d'un début incertain et souvent orageux, les malheurs engendrés par les circonstances imprévues où les hommes de cœur se multipliaient pour faire face à tous les besoins, la guerre universelle, les sièges, les blocus des places, la disette, l'encombrement des ambulances et des hôpitaux, la double apparition du choléra, dont la première répandit la terreur dans Alger, et jeta le désespoir dans l'armée et dans la colonie, ces périodes désastreuses sont loin de nous, et la prospérité actuelle semble faire douter de leur réalité passée ; qui comparera l'opulence, le bien-être et la santé d'aujourd'hui, aux misères, à la souffrance et aux maladies de ces époques de crise où le découragement était universel ?

En Afrique, il était depuis quinze ans sur la brèche et avait apporté dès le premier jour, dans la pratique des maladies si promptes et si meurtrières de ce nouveau monde, l'expérience acquise en Italie, en Corse et en Espagne. Ici, sa première salle fut la plage de Torrechica, où il opposa aux influences du climat, ennemi plus redoutable que les arabes, l'énergie d'un traitement exempt pour lui de l'incertitude des études qu'exige un pays privé d'antécédents. Le triomphe de nos armes était ainsi accompagné d'une autre victoire, de celle que la médecine remportait sur l'hostilité du sol. Elle dissipa les craintes de l'armée, car l'audace d'une pratique nouvelle confirma par des résultats frappants les prévisions du praticien qui, fort de son passé, n'hésita pas à l'appliquer avec conviction. Il planta le drapeau rassurant de la médecine sur ce terrain classique des épidémies, paralysées par la hardiesse d'une science qui voulait aussi immortaliser sa conquête.

Si j'avais à parler des vivants, j'associerais à son nom celui de ses deux collaborateurs, les frères Monard, vénérés dans l'armée qui leur conserve d'éternels et de légitimes souvenirs.

Les regrets univervels excités par la mort prématurée d'un homme dont l'existence était consacrée à la recherche des moyens propres à conserver à la France les générations vigoureuses qui travaillent sans relâche à l'agrandissement de son domaine et qui se montrent, à chaque instant, les gardiens fidèles de l'arche sainte de sa gloire, témoignent de la reconnaissance d'un pays appréciant les services qu'il a reçus de celui qui vint à son tour lui faire le sacrifice de sa vie.

Le discours de M. Casimir Broussais, imprimé à la
fin de cette notice, résume les périodes principales de
la vie d'Antonini. M. Broussais, n'eut que quelques
heures pour tracer cette oraison funèbre, qui ne com-
portait pas les détails que nous pouvons ajouter aujour-
d'hui. Je suis l'interprète d'un sentiment général en re-
merciant publiquement ce médecin, recommandable à
tant de titres, d'avoir tiré un si bon parti des matériaux
incomplets qui lui furent transmis, dans cette douloureuse occasion.

Fils d'un praticien distingué, Antonini naquit à Monte
Maggiore (Corse). Nous n'avons que peu de renseignements sur son enfance, nous savons seulement qu'il fut
envoyé à Rome, à l'âge de quatorze ans, sous un pa-
tronage illustre, pour y faire ses humanités à l'école de
la *Sapienza*. (1)

L'archigymnase romain connu dans le monde savant
sous le nom de *Sapienza* (la science), fut toujours en-

(1) Je dois ces renseignements à M. Bertora, vice-président à la cour
royale d'Alger. Compatriote d'Antonini, il a fait lui-même son cours de ju-
risprudence à la *Sapienza* romaine.

touré d'une juste célébrité. De tout temps, de profonds jurisconsultes y ont professé le droit des gens, le droit civil, canonique et criminel ; de tout temps aussi, on y a fidèlement conservé avec une espèce de culte, les bonnes traditions sur les antiquités du droit et l'esprit des jurisprudents de l'ancienne Rome. C'est à l'influence de ces principes et de ces doctrines apportés de l'école dans les rangs de la magistrature, que le tribunal suprême de la *Rota* romaine a eu la gloire de voir ses décisions obtenir en Italie et dans les pays de droit écrit autant d'autorité, que le droit de Justinien, ce grand monument de la sagesse humaine.

La *Sapienza* fournissait des hommes d'élite dans l'art de guérir. Des professeurs célèbres, attiraient un nombreux concours d'élèves de toutes les parties de l'Europe. Des jeunes Corses s'y sont souvent fait remarquer. Doués d'une intelligence naturelle très-active, entourés par le gouvernement pontifical, d'une protection en quelque sorte spéciale et paternelle, en souvenir peut-être d'une ancienne domination du saint siège en Corse, plusieurs de ces insulaires formés à la *Sapienza* ont obtenu à Rome de brillants succès (1). On en a vu appelés à fournir

(1) Au neuvième siècle, les Sarrasins infestaient les côtes d'Italie et des îles de la Méditerranée. Pour se soustraire à leurs incursions, quatre mille familles Corses émigrèrent et se refugièrent à Rome, où le pape Léon IV les accueillit et leur donna asile.

Craignant lui-même pour sa capitale l'attaque des Sarrasins, il fit entourer d'un mur d'enceinte la basilique de Saint-Pierre du Vatican, et y établit les Corses pour la défendre, ce quartier s'appela d'abord la ville *Léonine*, plus tard il prit le nom de *Transtevere*, (au-delà du Tibre), nom qu'il a conservé jusqu'à nos jours. On remarque encore dans les mœurs de la population Transteverine, des traits de la fierté et de l'énergie qui distinguent les Corses, et qui font contraste avec le caractère mou et enervé des romains modernes.

C'est dans ce quartier que s'élève le célèbre et vaste hôpital de *Santo Spirito*.

à la *Rota*, le concours de leurs lumières, d'autres obtenir des chaires de droit et de médecine à la *Sapienza*
d'autres devenir les médecins de divers pontifes. Nous
n'avons que peu de détails sur les doctrines professées
dans cette académie, à l'époque où Antonini y faisait ses humanités, mais nous savons que l'enseignement était large et n'excluait pas, dans certaines
limites, les principes philosophiques. On dictait, on
expliquait, on argumentait en latin. Ce système exi-
geait de fortes études classiques, habituait l'esprit à des
conceptions élevées et à des appréciations exactes. L'organisation d'Antonini, se prêtait admirablement à la
culture des principes régnants dans cette savante sor-
bonne. Nourri depuis le berceau d'études classiques, il
puise dans cette école les connaissances philosophiques
que son imagination ardente et poétique rend plus fa-
ciles, il en applique les préceptes avec une certitude de
jugement et une pénétration personnelle qui étonnent ses
condisciples autant que ses maîtres, et remporte à seize
ans le premier prix de philosophie, ce qui était dans ce
suprême collège la palme accordée à un mérite incontestable. N'avons-nous pas tous reconnu à cinquante-
cinq ans le jeune lauréat de Rome ? Son langage n'était-
il pas toujours empreint de cette dialectique vigoureuse
qui recherche les causes et les effets, avance une propo-
position et manie le syllogisme avec les formes usitées
dans la chaire. Lorsqu'il raisonnait ou qu'il discutait,
c'était un professeur éloquent ayant le talent remarquable d'alimenter une opposition soutenue, de rompre les
débats par un argument décisif et de tirer à force d'i-
mages et en accumulant les preuves, une conclusion à
laquelle il ne restait plus d'objection à opposer.

Après ces brillants succès qui couronnaient ses premières études, Antonini, comme le dit M. Broussais, hésita entre l'église et la médecine, une sorte de vocation de famille l'appela dans le temple d'Hippocrate. Il consacra cinq ans à ses nouvelles études, et en 1812 à l'âge de vingt-deux ans, il fut nommé chirurgien sous-aide à l'hôpital militaire de Calvi.

Il y fit pendant huit ans le service médical, il voyait en outre la plus grande partie des malades de la population civile dont il avait attiré la confiance par ses succès. Quoique jeune, il possédait la gravité médicale qui résulte moins de la sévérité muette, que de celle qu'impriment à la physionomie, l'attention, la reflexion, l'observation, qualités indispensables au bon praticien. Il eut à Calvi une grande popularité. Retenu au lit par une affection grave, il recevait jusqu'aux malades qu'on lui apportait en litière, et il pratiqua de son lit même des opérations chirurgicales. La population était entraînée vers lui par la plus vive sympathie, aussi sa mort a-t-elle causé un deuil général parmi ses concitoyens. De là il fut nommé en 1820, aide-major à la légion des Hautes-Pyrénées (14ᵉ régiment d'infanterie légère), et passa en 1822 dans le même grade, au bataillon des voltigeurs corses où il resta jusqu'au mois de février 1823, époque où se termine sa carrière purement chirurgicale, qui a eu une durée de onze années.

La nature de son éducation, le besoin de raisonner, celui de rechercher et de découvrir les mystères de la vie, enfin une inclination personnelle l'entraînaient vers la médecine ; il fut nommé médecin-adjoint au grand quartier général de l'armée des Pyrénées (le 24 février 1823.)

Cette nouvelle position entièrement en rapport avec les aptitudes de sa pensée, fut pour lui l'occasion d'embrasser la pratique des hôpitaux avec une grande ferveur. Encore à son début, dans la direction d'un service médical, ses contemporains rapportent qu'il s'est fait remarquer dans la connaissance et le traitement des maladies. Il ne nous reste de lui d'autres écrits de cette époque qu'un brouillon raturé, du mouvement médical du mois de juillet 1824, (hôpital militaire de Madrid, division des fièvreux, salle saint-Ermenegildo), j'en transcrits textuellement quelques paragraphes.

« Les diarrhées et *dysenteries* ont dominé surtout dans la première quinzaine du mois ; elles n'ont pas été graves, les sangsues au bas ventre et à l'anus, les applications froides à l'abdomen, et dans quelque cas la saignée générale ont suffi. Sur soixante-douze malades un seul est menacé de chronicité. Les gastrites fébriles ont été légères, elles ont été facilement vaincues. Les gastro - entérites ont offert un caractère bien grave ; toutes étaient accompagnées de phénomènes cérébraux. Les saignées générales répétées, les applications de sangsues à l'épigastre et aux jugulaires, les bains froids et la glace à la tête, presqu'en permanence, n'ont pas manqué leurs effets. Sur onze, deux ont succombé, mais il est vrai de dire qu'ils sont entrés à l'hôpital, après quinze jours d'invasion et venant des cantonnements de la ville. ..

B...... dont j'ai rapporté l'autopsie, a offert un cas assez remarquable ; jamais je n'ai eu l'occasion d'observer les mouvements du cœur et des artères à un si haut degré. La langue large et humide, la tête libre, le visage peu coloré, la respiration tranquille en comparaison du trouble de la circulation, la peau pas sèche, la chaleur modérée faisaient un contraste frappant avec l'énergie du pouls. Quatre saignées lui furent pratiquées successivement sans, ou avec un soulagement momentané. La digitale à hautes doses et le bain froid, furent employés sans succès, la sensation du froid ne se manifestait pas dans le bain, lors-même qu'il était longtemps prolongé, le pouls devenait petit sans perdre de sa fréquence, et si les mouvements du cœur, du tronc cœliaque, de l'artère crurale, ne présentaient à l'œil plus de force et d'énergie, ils se conservaient comme avant d'y entrer. Il est mort après quinze jours d'hôpital, trente d'invasion. L'autopsie n'a présenté de lésion dans aucun organe, moins l'injection inappréciable dans le grand cul de sac ; tout le reste du canal digestif était entièrement sain et peut-être plus décoloré qu'on ne l'observe ordinairement. Un de mes collègues crut appercevoir une espèce d'épaississement dans l'un des ventricules du cœur ; malgré tous les soins que je mis à l'examiner, je ne sus faire la même remarque. La tâche blanchâtre de la séreuse du cœur, d'après mon avis, ou n'était pas pathologique ou ancienne. Je regrette de ne pas avoir examiné tout l'arbre circulatoire et les plexus nerveux ; peut-être aurais-je rencontré quelque chose. Cette observation pourrait donner lieu à des *réflexions importantes*. Tout en supposant que dans quelque partie du système sanguin ou nerveux, l'on eût trouvé des traces de phlegmasie, il n'est pas moins constant que le cerveau, la moëlle épinière, les poumons, le cœur, le canal digestif, le foie, la rate, n'offraient rien de remarquable. Le phénomène fièvre pourrait-il donc exister et au suprême degré, comme dans ce cas, sans la moindre trace de phlegmasie, ni dans le tube digestif, ni dans le centre circulatoire?.......

« La colique de Madrid, est-elle primitivement une gastro-entérite ou une névrose? Cette incertitude devait nécessairement inspirer de l'hésitation dans le traitement, et je ne saurais me dissimuler d'en avoir éprouvé. Mes raisonnements n'étant appuyés d'aucun fait d'anatomie pathologique, il devait m'être difficile de suivre plutôt l'une que l'autre de ces opinions. Je ne savais, que ce que mes collègues m'avaient communiqué. Il fallait néanmoins prendre un parti, et d'après mes observations au lit du malade, je crus pouvoir partager l'opinion de ceux qui la regardent comme nerveuse. Le raisonnement est de quelque poids, lorsque les faits manquent ; c'est même le seul guide.

«Pour admettre une gastro-entérite primitive, il faudrait au moins observer quelques uns des phénomènes qui l'accompagnent ordinairement, il n'en existe aucun, ou de contraires. Il y a, il est vrai, une douleur vive qui n'augmente pas sous la pression, une constipation opiniâtre ; mais, si ces phénomènes appartenaient dans ce cas à la gastro-entérite, ne serait-elle pas un motif de plus pour que les autres se manifestassent d'autant plus clairement que la douleur serait plus vive, la constipation plus opiniâtre ? La comparaison des affections chroniques du canal digestif ne saurait être heureuse, la même maladie ne peut commencer par là où elle se termine. L'influence nerveuse empêcherait-elle les développements de la gastro entérite, comme pour les réduire à la douleur et à la constipation ? Je sais qu'un organe consécutivement affecté, peut devenir le siège principal d'une maladie ; mais je sais aussi, que si une méthode convenable est employée dès le début, souvent tout disparaît. Si la gastro-entérite était primitive, on devrait la voir exister d'elle-même pendant quelques jours, pendant quelques heures, et dans ce cas, elle pourrait être combattue avant que l'influence nerveuse vint paralyser tous les moyens curatifs. Un fait bien constaté suffirait pour admettre la possibilité, et la possibilité vaudrait beaucoup en pareille circonstance. Malheureusement je ne sâche pas qu'on en cite un exemple.

« Parfois la colique de Madrid, se développe chez des individus convalescents de gastro-entérite, de colite, etc. Le traitement qui les aurait combattues, j'ose le dire complètement, les reproduirait-il sous une autre forme dans la colique de Madrid? Je puis être dans l'erreur, mais ce serait une étrange affection que celle qui reparaîtrait avec une nouvelle force, une nouvelle vigueur sous le traitement même qui l'aurait détruite. Que de fois, soit pour satisfaire au moral du malade, soit par la force des circonstances, n'a-t-on pas eu recours aux purgatifs, aux anti-spasmodiques, etc... Rien donc d'extraordinaire si les principes sont vrais, que la gastro-entérite ait pu se renouveler sous une médication contraire et capable de la produire, lors-même qu'elle n'aurait jamais existé. Tous ou la plupart de ceux qui ont succombé à la colique de Madrid, avaient été précedemment atteints d'autres maladies; ainsi, les traces de phlegmasie aigüe ou chronique du canal digestif et des reins, ne prouvent pas plus que la gastro-entérite en fût la maladie principale, que la néphrite. Je ne dis pas pour cela que la gastro-entérite, aussi bien que la néphrite, ne méritent de fixer l'attention du médecin; il me semble seulement pouvoir conclure, ne serait-ce que par exclusion, que le siège de la maladie est dans les nerfs, et que les autres affections lorsqu'elles existent ne doivent être regardées que comme consécutives, ou comme des complications plus ou moins importantes, selon les circonstances qniles accompagnent.

« Quant à sa nature, elle ne saurait être douteuse pour moi. Là où il y a douleur vive, il y a toujours vive irritation, exaltation de la vie : Raglivi en avait fait un axiome : *ubi dolor*, disait-il, *ibi sanguinis missio.* Ainsi les règles générales du traitement découlent d'elles-mêmes. Peut-être la méthode antiphlogistique n'est pas assez énergiquement employée surtout dans le commencement. Non seulement les applications des sangsues, mais les saignées générales peuvent et doivent être pratiquées. Les bains, les révulsifs et les frictions de glace le long de l'épine dorsale et parfois sur le ventre, sont profitables. L'éther et l'opium sont rarement utiles surtout à haute dose ; on ne saurait séparer les effets antispasmodiques et calmants de l'action stimulante. Ils ôtent la perception de la douleur en épuisant, comme on dit, la sensibilité, et produisent la faiblesse indirecte de Brown, admise de nos jours sous de nouvelles couleurs, pour donner lieu dans les cas graves, après un temps plus ou moins long, à des retours plus fâcheux encore. Je n'ai jamais su concevoir ni la faiblesse indirecte dans l'acception qu'on lui donne, ni qu'une médication directement contraire puisse guérir, sinon par hasard. Lorsqu'on doit administrer des narcotiques, les extraits de Belladone, de Jusquiame, me paraissent préférables : des praticiens distingués leur accordent une action narcotique directement débilitante, tandis que celle de l'opium est regardée comme excitante. J'a

eu occasion d'en observer, quelques bons effets, surtout lorsque la douleur offrait quelques intervalles de
calme pour en prévenir les retours. Leur usage doit-
être longtemps continué et la dose progressivement augmentée» . . . .

Ce rapport mensuel, l'un des premiers faits, par
Antonini dans la carrière médicale, trahit un excellent
séméiologiste cherchant à soulever le voile qui cache le
véritable siège des maladies, et fort inquiet de l'impuissance de la thérapeutique qu'il considérait, même aujourd'hui, comme naissante, mais cependant en progrès.

Le 26 juin 1824, il fut reçu membre de l'académie
royale de Madrid, où il s'était déjà fait remarquer par
d'excellents travaux pratiques et par ses efforts constants
vers la solution des plus hautes questions médicales.

Pendant son séjour à Barcelone, M. le baron Sermet,
intendant-militaire, atteint d'une maladie grave, présenta des symptômes assez alarmants, pour exiger plusieurs consultations. L'une d'entre elles était présidée par
le professeur Delpech de Montpellier, et Antonini, médecin-adjoint, en faisait partie. Comme le plus jeune,
Antonini fut appelé à donner le premier son avis. Il fut
hardi, net et concis; il désigna la maladie principale,
décrivit le cortège des symptômes différentiels entre elle
et les complications, donna ses opinions sur la nature
et le fond, ce qui impliquait la forme du traitement. Sa
description fut l'objet de longs débats, lorsque le président résumant la discussion, dit; qu'il n'avait rien à
ajouter à la peinture faite par Antonini, qu'il partageait
sans réserve sa manière de voir et qu'il ne restait plus
qu'à formuler la médication.

Antonini fut depuis, le médecin traitant et l'ami de
M. le baron Sermet. Depuis cette époque il fut recherché par les célébrités médicales de Barcelone, dont
plusieurs avaient été appelées près de l'intendant. On le
consultait dans les cas graves, et son opinion faisait autorité. Il a joui pendant son séjour à Barcelone, de la
plus grande considération augmentée d'ailleurs par les
avantages personnels, qu'il apportait dans la société.

A son retour d'Espagne, en 1828, il fut nommé dans
son grade à l'hôpital militaire de Calvi, où il exerça les
fonctions de médecin en chef jusqu'au 3 mars 1830,
époque à laquelle il fut désigné dans le grade de médecin ordinaire, pour faire partie de la grande expédition
d'Afrique.

C'est sur le sol de l'Afrique, que se déroule pendant
quinze ans la carrière médicale d'Antonini. Ici le peintre
manque au sujet, et je ne peux espérer de saisir que quelques périodes de cette riche existence.

L'armée conquérante s'empare d'Alger, et dans l'ignorance de l'avenir et du but de la conquête, on procède à une installation fort provisoire. Cependant les
jours se succèdent, la température s'élève, les précautions hygiéniques sont inconnues ou sacrifiées à un bienêtre trompeur, le sol renferme des foyers d'infection,
l'acclimatation est nulle, (en la supposant possible plus
tard), le nombre des malades s'accroît rapidement, les
hôpitaux sont à créer, et ceux qui sont improvisés sont
loin de répondre aux besoins du service ; la pénurie du
personnel exige de celui qui reste des fatigues toujours
croissantes, c'était après la conquête la position des
officiers de santé de l'armée ; Antonini, homme de cœur
et d'intelligence, sachant se mettre au-dessus des évé

nements ne pouvait faillir à sa tâche, il la remplit avec le plus grand succès. Pour décrire ce que peut faire un médecin dans les circonstances critiques où toutes les prévisions sont dépassées, où les maladies inattendues en se multipliant en nombre et en gravité, lui laissent à peine le temps de refléchir ; il faudrait assister pas à pas à chaque visite, pénétrer la succession des idées dont la prompte combinaison dicte une prescription de laquelle dépend quelquefois, en un instant, le salut ou la perte de celui qui va la subir. Chaque malade est pour le médecin un syllogisme, un problème à resoudre. Que cette opération se renouvelle en quelques heures. deux ou trois cent fois, et l'on comprendra quelle fatigue il en résulte pour l'esprit. A celle-là il faut joindre encore celle de toute l'exécution matérielle. Pour en venir à ses fins; c'est-à-dire pour traiter les malades sans indifférence et ne rien laisser au hasard ; il faut une ex-cellente méthode. Celle d'Antonini répondait à toutes les exigences ; il voyait, par ce moyen, ses malades vite, les voyait bien et sans aucune perte de temps. Cette méthode qui est la boussole du praticien et du clinicien éclairés, avait fait l'objet d'une étude continuelle de sa part, il en parlait avec la satisfaction que procure le souvenir d'un moyen qui a réussi. Cela fait comprendre pourquoi le véritable praticien, l'homme des salles, celui qui passe ses jours au pied du lit des malades, qui ne rentre chez lui que pour réparer les forces dé-pensées et qui a tant de choses à dire, ne trouve pas assez de temps pour les écrire

Antonini, fut attaché en 1830, à l'hôpital militaire de Caratine, aujourd'hui hôpital civil, et en 1831 il fut chargé du service médical du Lazaret tout-à-fait à

organiser. Il y fut détaché pour l'étude des questions
sanitaires, qui à l'heure qu'il est, agitent les législateurs
de notre patrie et pour l'application des mesures à
introduire dans l'établissement des quarantaines à Alger.
Il sera curieux de lire une lettre qu'Antonini adressait
à cette époque au président de la commission sanitaire,
M. le général Danlion. Il avait deviné où en seraient
ces questions un peu plus tard.

« Alger, le 20 mai 1831.

« A Monsieur le Général DANLION, Président du Conseil Supérieur de santé.

Monsieur le Président,

« Les règlements sanitaires sont empreints d'une sévérité excessive ; ils se ressentent des connaissances du
temps et des circonstances au milieu desquelles ils sont
nés. Le jour n'est pas éloigné où ils recevront les modi.
fications que l'humanité et la santé réclament ; les travaux des médecins savants et courageux qui se sont
voués à l'étude des épidémies, ne peuvent manquer
d'arriver à ce résultat heureux. Toutefois, tant que la
grande question reste indécise, malgré les faits qui sem-
blent appuyer les théories des non-contagionistes, je
pense que tout en rejetant les mesures qui n'ont d'autres
bases que la routine et l'ignorance ; on ne saurait s'é-
carter, sans de grands dangers, des principales dispositions des règlements en vigueur ; si les mesures qu'ils

prescrivent multiplient parfois l'intensité des foyers d'infection ou de contagion ; elles n'en sont pas moins la sauve-garde de la santé des nations qu'elles préservent du plus terrible des fléaux.

« Il est fort douteux que la fièvre jaune se soit jamais montrée à Alger : d'après quelques traditions vagues, on aurait observé plusieurs fois le vomissement noir à bord des bâtiments en relâche et venant de long cours, sans se communiquer à d'autres, ni pénétrer dans la ville. De ces faits, il semblerait aisé de conclure, qu'il ne suffit pas de l'importance de la fièvre jaune et de son développement, sous une température élevée ; pour sa propagation, il faudrait aussi le concours des circonstances particulières difficilement appréciables. Ce serait *ce quelque chose de divin*, qu'à défaut des causes apparentes et raisonnables, Hypocrate supposait dans toutes les épidémies. Si l'expérience du passé pouvait suffire, la fièvre jaune ne serait guère à redouter à Alger.

« Il n'en est pas de même de la peste, elle s'y montre souvent, et il n'y a pas longtemps (en 1822), qu'elle a exercé ses ravages. On a observé que la peste suit presque constamment le littoral en se dirigeant de l'orient à l'occident, et qu'elle a toujours été importée de Tunis. Rarement on l'a vue pénétrer jusqu'à Constantine, et on n'a point de souvenirs certains qu'elle se soit communiquée à l'intérieur des terres qui approchent Alger ; ce qui prouverait que la peste aussi, aurait besoin pour se propager, du concours de circonstances particulières dépendantes peut-être des vicissitudes atmosphériques et des localités. Quoiqu'il en soit, et lors même que la dernière épidémie eût été importée par terre avec des laines, ce qui n'est pas bien démontré; sa propagation de ce côté me paraît d'autant plus improbable, que les moyens de communication sont plus difficiles et qu'il faut par conséquent des fatigues, qu'un pestiféré ne supporterait pas longtemps. C'est donc du côté de la mer, qu'il faut plus particulièrement diriger l'attention, c'est de ce côté-là qu'il faut se préserver. Les mesures sanitaires présentes, sont-elles suffisantes? peuvent-elles être exécutées?. . . . . . .

— Suit, un long rapport plein d'intérêt, sur l'organisation actuelle du Lazaret d'Alger, et sur les améliorations urgentes qu'il réclame. Aucun détail, aucune mesure ne sont oubliés, et sont ingénieusement rattachés aux principes émis dans la lettre précédente.

— — —

Après avoir rempli sa tâche au Lazaret d'Alger, Antonini fut rappelé dans les hôpitaux où le chiffre toujours croissant des malades, réclamait sa présence. Il fut successivement attaché aux hôpitaux de la Salpétrière ou du Dey, selon les besoins de l'un ou de l'autre de ces établissements, dans l'enceinte desquels il se lo gea lui d'abord, et y installa plus tard sa famille. C'est là où il a rendu le dernier soupir, au milieu de ses souvenirs de quatorze années. Le 13 novembre 1832, il fut nommé chevalier de la légion-d'honneur, distinction méritée par tant de titres.

Durant les années de 1832 et 1833, il se livra entièrement à la pratique. Passionné pour l'étude des faits qu'il classait dans sa tête, avec un ordre remarquable, il n'était pas moins habile à leur donner une saine interprétation. Ces faits s'accumulaient tous les jours, sans amener chez lui de la confusion ; car il avait le talent de résumer en quelques mots leur signification propre, en leur appliquant à chacun leur valeur absolue. Si l'observation constitue la véritable médecine, le médecin dont nous parlons était sans contredit, l'un de nos plus grands maîtres. Il possédait au plus haut degré, le talent si rare de l'observateur complet ; nul n'était plus ingénieux et plus vrai, dans les commentaires ou dans les conséquences des choses observées ; mais aussi, combien il était l'ennemi de tout ce qui avait quelque tendance à obscurcir la vérité, comme il souffrait, lorsqu'il voyait torturer les phénomènes les plus simples de la nature, pour les faire servir à la confirmation d'une doctrine fausse ou d'une théorie insuffisante ?

Après de longs et pénibles efforts, ainsi que ses notes et ses rapports l'attestent, efforts tentés, dans le but d'éclairer la question de l'étiologie ou des causes des maladies ; après des dissertations énergiques, sur le miasme, la température, l'humidité, l'électricité, l'influence des saisons, etc, il s'efforçait de prouver par les succès du traitement, quelle était la nature ou le fond des maladies d'Afrique. Dans cette œuvre, dont les pages étaient les lits des malades, qui laissent au lecteur l'expression vivante d'une douleur autrement vraie et éloquente, que celle dont on peint le souvenir dans des chapitres diffus et quelquefois romantiques ; il voulait prouver que la pathologie d'Afrique, présentait non seulement une physionomie particulière ; ce qui n'est pas contesté ; qu'elle exige un traitement spécial ; conséquence de l'antécédent ; mais il cherchait partout en quoi consistait la maladie, en quoi consistait le traitement ; tous comprennent le but, il n'est donné qu'à quelques élus

d'en approcher. C'est le mérite des hommes, qui ne de-
mandent à la brillante fécondité des théories, que
quelques vérités supportant l'application pratique ; et
Antonini était entièrement praticien dans tous ses actes,
il n'en était pas moins un brillant théoricien dans ses
paroles, qu'il comparaît aux échafaudages dressés avec
art par les architectes, chargés de l'érection d'un monument, qui pour être admiré et devenir utile, doit se dé-
barrasser des moyens artificiels et provisoires, qui ont
servi à l'élever.

Il faut avoir suivi Antonini dans les salles, pour comprendre l'étendue de ses convictions médicales sur les
points qu'il considérait comme des vérités ; il doutait là
où il fallait douter, mais, ajoutait-il avec énergie, la médecine est une science vraie qui a ses périodes critiques,
malheur à qui renverse l'édifice au lieu d'y apporter
péniblement une pierre de plus. La médecine a ses lois,
c'est un code incomplet, mais elle est en progrès, éminemment perfectible, elle ne peut aller plus vite que
l'humanité ; malheur encore à ces esprits limités qui
s'efforcent de la faire rétrograder en la niant. Les difficultés sont grandes ; mais il ne faut pas conclure, avant
d'en avoir abordé aucune, à l'impossibilité de les vaincre. C'est à cette victoire qu'Antonini consacrait sa
force et ses veilles. A la nature des notes accumulées,
avec un désordre apparent, dans les moments fugitifs
que lui laissait alors la fièvre de la pratique, on devine
son but, qu'il a du reste formulé avant de mourir ; il
voulait élever un monument médical à la science du
pays ; on y aperçoit les éléments épars, jalonnés à
la hâte, dans quelques écrits successivement jetés,
sans ordre, dans des malles, dans des armoires ou des

cartons; mais tous destinés à devenir autant de chefs de chapitre liés à un plan général, à une idée mère, qui se fécondait tous les jours dans la tête de celui qui l'avait conçue; qui oserait aujourd'hui se mettre à sa place et faire un ouvrage de ses notes? J'ai assez connu Antonini, pour avoir appris qu'il est inimitable en toutes choses. Ces richesses qui allaient bientôt étaler leur valeur sont ensevelies avec lui. Il y avait pour lui la matière de plusieurs volumes, c'était le fruit de plusieurs années de pratique suivie et soutenue dans les hôpitaux d'Alger, où il appliquait hardiment les préceptes dont il avait déjà fait de très heureuses expériences dans des pays analogues.

Il nous sera possible pourtant de livrer bientôt à la presse un cours à peu-près complet de pathologie, professé par lui pendant les années 1834 et 1835, dans l'amphithéâtre de l'hôpital militaire d'instruction d'Alger.

Ce cours ne saurait être commenté. Tous les écrits d'Antonini sont rebelles à l'analyse, chaque parole exprime en quelque sorte une pensée, il ne reste donc que des citations à emprunter à l'auteur.

Ses leçons offrent un tel enchaînement dans les idées et dans le raisonnement, qu'un paragraphe est nécessairement le complément de l'autre; et que le premier ne peut-être compris sans le secours de celui qui le suit.

Cette difficulté m'a engagé à rejeter toute dichotomie et à ne pas plus diviser ses écrits, qu'il ne divisait sa pensée. Au lieu de prendre au hasard dans son cours de pathologie des extraits qui seraient obscurs ou affaiblis s'ils étaient présentés seuls, sans le lien philosophique qui les relie avec force ; j'ai préferé, afin de donner une idée complète de l'homme, imprimer en entier la première leçon du cours de pathologie générale, composé de 14 leçons destinées à être réunies dans un volume, qui sera imprimé prochainement.

PREMIÈRE LEÇON, LE 28 AVRIL 1834.

Je viens à mon tour vous offrir le tribut de ma bonne volonté, je me suis imposé l'obligation d'étudier avec vous la pathologie générale. Les obstacles que je dois surmonter sont grands, je le sais ; même encouragé par vous, je douterais de les vaincre ; heureux si je pouvais seulement espérer de vous être utile jusqu'à ce qu'on puisse vous enseigner ce qu'il ne m'est permis que d'étudier. Mais il existe pour moi une autre difficulté immense, c'est celle de la langue ; je réclame pour elle plus que votre bienveillance, je réclame votre indulgence, toute votre indulgence.

Une époque ne se comprend, ne s'explique que par une autre, il serait donc difficile de se former une idée claire, une idée distincte de l'état actuel de la pathologie générale, autrement que par l'étude de son histoire ; alors seulement il devient possible de constater tout ce que la pathologie doit à elle même, d'apprécier l'influence des théories philosophiques et des sciences dites positives, sur ses progrès ou ses erreurs, et en se créant pour ainsi dire une pensée propre, de croire ou de douter, de distinguer la vérité de l'erreur au milieu de tant d'opinions opposées qui traversent les siècles, en se détruisant tour-à-tour pour se reproduire souvent sous de nouvelles formes.

Sans doute l'homme est sujet à l'erreur, mais il a dans ses instincts, dans ses facultés, les moyens de la reconnaître et souvent de l'éviter. En s'élevant à la science par l'étude de son histoire, il est instinctivement entraîné à rejeter le faux, à croire le vrai, et là où s'arrête l'analyse des faits ; la sévérité de l'induction, la rigueur des déductions, là sa raison lui commande le doute, ce doute qui préserve de l'erreur et devient une preuve de plus de la véracité de sa nature.

Mais des voies nombreuses conduisent à l'erreur, tandis que le chemin de la vérité demeure ignoré, la méthode qui devait le tracer est toujours une question pour la médecine, car on refuse encore aux médecins la puissance de la science. Quelques paroles sur l'application de la méthode et sur la possibilité d'une théorie médicale serviront d'introduction, à l'étude de la pathologie.

Dès les premiers pas dans la science, on rencontre un petit nombre de solutions de vérités, hors desquelles il n'est point permis de sortir ; d'où il s'en suit que les mêmes questions enfantent au fond les mêmes systèmes avec les mêmes vérités et les mêmes erreurs ; il n'y a de nouveau que la forme. Mais la philosophie n'aspire pas moins à la solution rationnelle des problêmes éternels de Dieu, de l'homme, de l'univers ; sa persévérance montre sa foi, car loin de reconnaître dans son insuccès, son impuissance, elle en accuse la méthode et porte sur elle toutes ses discussions spéculatives. La méthode sous ce point de vue ne serait plus la découverte de la vérité, elle deviendrait le procédé qui seul pourrait y conduire. Abstraire la méthode de son objet paraît arbitraire, il n'est guère possible de démontrer sa légitimité, autrement que par son application et par ses résultats, ce qui la confond en définitif avec la science.

Il n'est point donné à l'intelligence humaine, qui ne saurait connaître les choses qu'en partie, de prétendre à la vérité absolue. Elle peut y participer. L'extensibilité indéfinie de cette participation implique la perfectibilité : la vérité serait donc le but de l'humanité. Si la vérité est le but de l'humanité ; il y a une méthode, car le but suppose les moyens, comme les moyens supposent le but. La méthode deviendrait ainsi un fait primitif ; elle se rattacherait à l'origine de nos connaissances et prendrait sa source dans l'exercice des sens et de l'intelligence ; quelle serait cette méthode ? évidemment celle d'observation, il n'y en eut jamais d'autre. Les découvertes de la physique, de la chimie et de toutes les sciences naturelles, ne sauraient en faire une invention nouvelle ; elles prouvent seulement que soumise, comme tout, à la loi des progrès, la méthode a suivi le perfectionnement général des sciences. L'empressement, l'activité de l'homme pour satisfaire au désir, au besoin de vérité créérent la méthode *à priori*, dite successivement scholastique, ontologique ; l'hypothèse remplaça la vérité et en prit les formes. Cette méthode doit-elle être entièrement rejetée ? S'il m'était permis d'émettre une opinion, je répondrais négativement ; je crois qu'elle a rendu de très-grands services et qu'elle pourrait en rendre encore ; mais je n'hésiterais pas non plus à affirmer qu'elle doit être proscrite de l'étude de la médecine.

On a dit que la méthode ontologique consistait à considérer les notions des choses comme étant les réalités mêmes ; ainsi les perceptions des objets, soit qu'elles reposent sur des sensations, soit qu'elles résultent d'un travail plus ou moins compliqué de l'intelligence; en un mot, les diverses manières de sentir, sont considérées non-seulement comme l'expression exacte, mais encore comme révélant la nature intime des connaissances obtenues par leur moyen.

La méthode naturelle dite positive ou d'observation consiste à bien observer les faits et à déduire d'eux par l'induction les conséquences qu'ils renferment, et une fois déduites, à s'assurer si elles l'ont été rigoureusement. Mais comment l'intelligence doit-elle se conduire? On conseille de réfléchir d'abord que les apparences des choses sont seules soumises à l'investigation, aux théories; on ne peut connaître de la vérité que les phénomènes par lesquels elle se révèle : on ne saurait donc conclure de ces apparences à la réalité. Il est vrai que par la considération des phénomènes, l'on peut s'approcher d'elle, et lorsqu'on possède assez bien un sujet pour pouvoir assurer et démontrer que de telle expérience il résultera tel effet, on a sans doute une certitude suffisante de l'existence d'une réalité sous ces phénomènes, on peut le dire; mais comment spéculer sur cette réalité quand tout ce qu'on sait d'elle c'est qu'elle est? On ne peut en effet connaître que par comparaison : le sentiment du moi ne s'acquiert rigoureusement lui-même qu'à cette condition. Comment alors serait-il possible d'apercevoir cette réalité, cette cause dont on est soi-même partie? Pour cela il faudrait ou différer d'elle, ou avoir un terme égal de comparaison, ce qui est impossible. Aussi le premier pas pour entrer dans la méthode dite d'observation est-il de rejeter toute spéculation sur l'essentialité ou les causes premières des choses ! Dès que ces questions, sur lesquelles l'esprit humain ne peut faire que des hypothèses, sont écartées ; il ne reste plus qu'une seule voie d'étude, celle des phénomènes.

Les connaissances humaines prennent leur source dans l'étude des qualités sensibles et des phénomènes ; tout ce qu'il est permis de comprendre des causes se réduit à un phénomène succédé par un autre : trouver la cause d'un effet, signifie disposer deux phénomènes dans l'ordre d'antécédent et de conséquent. Etudier tous les rapports de l'état pathologique, noter les différences de ces rapports, c'est chercher des données pour reconnaître la nature diverse des maladies. Les phénomènes de l'état pathologique comprennent également les effets des causes morbides, le désordre qu'elles produisent dans l'économie et l'action des agens thérapeutiques destinés à le dissiper. Ainsi l'étude de la pathologie et de la thérapeutique repose sur celle des rapports qui existent constamment entre les phénomènes de la maladie et ceux des causes morbides et des agens thérapeutiques.

Pour diriger les sens et l'intelligence dans la recherche de ces rapports, une méthode devient donc nécessaire, et c'est précisément de l'exactitude de cette méthode que peut résulter la solidité de la science.

Les causes morbides, les phénomènes des maladies, l'action des médicaments fixèrent toujours l'attention des médecins. Les livres de médecine sont remplis d'observations et de descriptions, minutieuses même, des nombreuses infirmités qui affligent l'espèce humaine ; mais elles se réduisent en dernière analyse, ou à des narrations arides sans inductions et sans conséquences, ou à des recueils de faits comparés et discutés, mais bornés aux symptômes, ou enfin interprétés par des hypothèses et riches en fausses déductions. Hyppocrate offrirait peut-être encore le meilleur modèle d'observation, si, tout en séparant l'enseignement de la médecine de celui de la philosophie, il ne lui avait pas emprunté ses fausses doctrines. Sydenham, l'Hyppocrate de l'Angleterre, ne paya-t-il pas aussi un large tribut aux hypothèses ? Baglivi, plein de l'avenir de la science, réclamant la restauration de l'édifice médical jusque dans ses bases, et marchant sur les traces d'Hyppocrate, jeta, il est vrai, une très-vive lumière sur le diagnostic, et, sans perdre de vue les rapports réciproques entre les causes morbides, les symptômes des maladies et les effets des médicaments. Cependant il est remarquable comment, loin de les saisir ces rapports, il se laissa entraîner par les doctrines de son temps. Elle n'avait point échappé aux médecins de Rome l'observation que les maladies aiguës s'exaspèrent sous l'action des purgatifs administrés dans les premiers jours de l'invasion, et que les fièvres intermittentes, sous l'action même de ces purgatifs, deviennent souvent continues ! Baglivi observa fort bien, mais les théories de l'époque l'emportèrent ; il déduisit de ces faits que les crises ne furent jamais avantageuses dans les premiers jours des maladies aigues.

Zimmermann a parlé longuement de la méthode appliquée à la médecine ; mais il n'a pas assez spécifié la méthode avec laquelle on doit étudier les rapports qui existent entre les causes, les symptômes et l'action des médicaments, il n'a pas assez démontré que c'est exclusivement par l'étude de tous ces rapports qu'on doit chercher à établir les différences des maladies ; car il n'aurait pas alors placé les maladies dans l'ensemble des symptômes, ni proposé d'en déduire les différences d'après une simple diversité de forme. Il attacha, il est vrai, avec raison, un très-haut prix à la recherche des causes, où consiste, disait-il, la philosophie de l'art. Cependant sa méthode ne paraît guère plus complète sous ce rapport que sous les autres. Il est facile de reconnaître dans ses ouvrages qu'il cherche seulement parmi les causes connues, celle qui a engendré la maladie. Mais il ne suffit pas d'affirmer que telle cause connue a produit un tel effet également connu, et réciproquement : c'est le rapport qui existe entre l'effet et la cause qu'il faut s'efforcer de saisir. Il répète souvent que c'est par les phénomènes que l'on peut inférer aux causes ; cela devient réellement vrai lorsque préalablement on a appris que des phénomènes donnés sont nécessairement liés avec des causes données. Ainsi cette connaissance ne peut résulter que d'une recherche antérieure qui aurait découvert les rapports naturels d'effets à causes, recherche fondamentale en toute science, et surtout dans l'étude de la pathologie.

Cabanis n'oubliait point la méthode lorsqu'il affirmait qu'on ne connaît que des faits et des rapports de faits, et qu'un fait constamment succédé par un autre en est nécessairement la cause. Il donnait encore plus d'extension à ses vues en conseillant d'adopter pour la pathologie la méthode dont il avait parlé pour la physiologie. Mais il s'abstint d'enseigner comment il devient possible de s'assurer qu'un tel effet naît réellement de telle cause; et dans son application à la pathologie, il plaça la maladie dans les symptômes d'où il déduisit exclusivement la science du diagnostic.

Si l'expérience ne permet d'étudier d'autres rapports que ceux d'une connexion intime, d'une succession nécessaire, au moins faut-il les saisir. Il ne suffit pas de savoir que toutes les connaissances médicales reposent sur la recherche des rapports qui existent entre les maladies, ses causes et les agens thérapeutiques ; il convient d'être persuadé que ces rapports se montrent dans un ordre, sinon de génération, du moins de succession nécessaire. Il est urgent de s'assurer, par une observation répétée, que la succession des faits doit être constamment la même, comme aussi il faut exclure la possibilité qu'un autre fait puisse produire l'effet dont on cherche la cause. Les phénomènes organiques étant entretenus par l'action simultanée de plusieurs causes qu'il n'est point en notre pouvoir de séparer, et encore moins de réduire, en l'état actuel de nos connaissances, à une cause unique dont elles ne sont probablement que les effets ; il devient très-difficile de découvrir au milieu de ces effets et de ces causes, leur connexion réciproque : d'où il résulte la nécessité de bien et patiemment observer avant de déduire.

Vérifier au moyen de l'observation la succession constante de certains phénomènes à certaines causes, et de certains effets à certains remèdes, déduire, une fois cette succession connue, le siège, les différences des maladies et celles de l'action de tous les agens morbides et thérapeutiques, c'est le but de la pathologie. La chimie organique, l'anatomie pathologique concourent bien à constater un certain ordre de faits et à en déterminer les différences ; mais elles ne sauraient être autrement regardées que comme le complément de la méthode. Connaître le siège des affections morbides, dit

Broussais, tel fut toujours le vœu des plus illustres médecins, mais ce n'est pas assez de savoir quel est
l'organe malade, il faut encore déterminer par *quoi il
est malade*, causes, *comment il l'est*, symptômes, et
de quelle *manière il est possible de faire qu'il ne le
soit plus*, traitement ; car c'est en cela que consiste la
connaissance de ce qu'on doit entendre par la nature
d'une maladie

C'est uniquement dans son application à la pathologie que j'ai parlé de la méthode ; je me suis abstenu
à dessein de m'en occuper autrement. Nul de vous
ne peut ignorer tout ce que les diverses philosophies
ont enseigné à ce sujet, et particulièrement la dernière, française, la plus brillante et la plus progressive
de toutes. Vous avez tous lu Condillac et Loke, et
surtout Descartes et Bacon, qui semblèrent créer la
méthode d'observation, tant ils la perfectionnèrent !

Bacon, en indiquant les sources de nos erreurs,
essaya de tracer le chemin de la vérité ; il signala le progrès et préluda ainsi au 18e siècle, qui, en brisant à jamais le joug de l'autorité, en rendant à la pensée sa
liberté, son indépendance, proclama la perfectibilité
humaine. Les sciences médicales ressentirent l'influence
de la méthode philosophique de Bacon, et la pathologie,
en particulier, fit un retour heureux à l'observation,
dont Hyppocrate avait donné l'exemple. Sans doute la
parole toujours puissante des maîtres, le goût, le besoin
même d'hypothèses prolongèrent longtemps la lutte des
écoles ; soumettre à un nouvel examen, sans prévention
de doctrine, l'histoire des faits était l'œuvre du temps,
et la méthode d'observation ne fut guère appliquée
à la médecine que vers la fin du 18e siècle et au com-

mencement du 19ᵉ. Tout semblait progrès alors, tout promettait une théorie nouvelle, expression simple et vraie des faits. Vain espoir ! soit crainte d'échouer après l'insuccès des plus brillantes tentatives (la dernière, celle de Brown), soit conseil de sagesse, les écoles se montrèrent hostiles aux théories ; elles proclamèrent la médecine des faits ; il n'y avait de possible que la science des faits. Mais s'il y a plus d'organisations, dit Broussais, propres aux détails ou aux faits isolés dont elles tirent plus de profit, qu'il n'y en a de capables de se livrer aux rapprochements, aux générations ; cela n'empêche pas la vérité de ce principe, que l'essentiel et l'utile doivent être abstraits des faits et retenus. Il n'était guère possible d'empêcher de s'élever des faits aux causes et de les abstraire ; aussi lorsqu'on observait attentivement, on remarquait à côté des faits des principes généraux qu'il ne fallait pas examiner, car on appelait emphatiquement toute recherche à ce sujet, *le serpent envenimé* de la philosophie ; quoique vrais peut-être, et susceptibles de démonstrations, la raison commandait le doute tant que ces principes n'auraient d'autres preuves que la tradition et l'autorité. Étrange contradiction de l'esprit humain qui entraîne aux mêmes *extrêmes* les philosophies d'observation et scholastique ! Si, au lieu du témoignage imposant pour les faits observés ; si, au lieu de la raison supérieure pour la déduction d'une telle conséquence donnée on invoquait, pour la vérité d'un principe, l'autorité, par exemple, d'Hyppocrate, héritier, dit-on, de 18 générations de savants dans sa famille ; on serait conduit, par une induction rigoureuse, à admettre qu'il l'avait reçue, à son tour, n'importe sous quelle forme, de la Judée et de l'Orient, en un mot de Dieu même. Induction désespérante qui impliquerait l'impossibilité d'une théorie, d'une doctrine, et qui bornerait la science à un classement plus ou moins riche, plus ou moins méthodique de faits !

La médecine ne manqua jamais d'hommes qui, pleins de son avenir, cherchèrent à l'élever au rang de science ; mais ils avaient trop de difficultés à vaincre, trop d'obstacles à surmonter. Il fallait à la médecine, comme on a dit, un précurseur et un messie : Bichat et Broussais parurent Broussais, également puissant de génie et de volonté, osa seul jeter les bases du nouvel édifice médical, et, en empruntant la théorie aux faits, il leur en subordonna le perfectionnement et le progrès. Dédaigné comme novateur audacieux et peu satisfait de la science du passé, il en rejeta l'héritage. On dirait même que, dans ses transports pour le vrai, il essaya de prouver que l'histoire de la raison humaine était plus humiliante qu'instructive ; d'où l'induction que le peu de vérité, le peu de science que nous possédons date d'hier. Cette induction paraît sévère, mais on peut affirmer que la théorie est unique jusqu'ici de simplicité et d'exactitude ; elle est l'expression d'une masse de faits bien observés et l'on peut ajouter indestructibles. Si quelque chose pouvait changer, ce serait peut-être tel principe qui, admis comme l'expression des faits dans la nouvelle théorie, prendrait sa source dans l'inspiration des théories précédentes.

En jetant les regards sur l'histoire de ces théories, deux sujets de méditation frappent l'esprit ; l'un, c'est que les mêmes recherches sur les mêmes faits servirent souvent d'appui aux principes les plus opposés, et que souvent aussi les procédés les plus opposés aboutirent, par des chemins nécessairement contraires, aux mêmes principes; l'autre, plus important encore, c'est que les principales théories médicales se fondèrent sur les hypothèses des écoles philosophiques les plus en vogue : d'où il résulte pour moi que quatre erreurs furent la base de toutes les doctrines, et, chose remarquable! tandis que la vérité conduisit souvent aux hypothèses dans les systèmes philosophiques (car ils eurent toujours pour point de départ une solution, une vérité plus ou moins reconnues), les hypothèses, source de toutes les théories médicales, enfantèrent des grandes vérités qui, empruntées par la philosophie en échange de ses erreurs, contribuèrent puissamment à ses progrès.

La grande distinction entre force et matière, établie par les philosophes de l'antiquité la plus reculée, fut transmise d'âge en âge sans démonstration, et il est probable qu'elle sera longtemps encore la foi de l'avenir. On supposa, sans jamais l'avoir prouvé, l'inertie de la matière, son impuissance à toute action, à tout changement d'état; dès lors on déduisit son activité de la force. Cette hypothèse est la base de toutes les autres sur lesquelles reposent les théories médicales. Les uns, refusant de reconnaître la force intimement unie à la matière, inventèrent des êtres capables de la lui donner; à cette hypothèse se rapportent les systèmes de ceux qui attribuèrent à un principe occulte le pouvoir de régler les actions des corps vivants. Les autres, attribuant à la matière une propriété active, supposèrent la force inséparable d'elle, la matière devint ainsi l'origine de tous les phénomènes; d'où les divers systèmes de médecine qui cherchèrent à expliquer la vie par l'application des forces également inhérentes aux corps inorganiques : de là les théories physiques et chimiques appliquées à la pathologie. Ces deux systèmes reposèrent : l'un sur l'activité moléculaire de la matière, l'autre sur l'extension des lois du mouvement des corps inorganiques aux corps organiques. Enfin, une force inhérente et exclusive à la matière organisée fut créée : cette hypothèse donna naissance au vitalisme, au dynamisme, base de nombreuses théories.

Heureusement il n'y a point de doctrine, quelle que soit son origine, qui n'ait cherché à soulever un coin du voile qui couvre la vérité, qui ne compte un certain nombre de faits; mais induire d'un côté de la vérité à toute la vérité, d'un petit nombre de faits à tous les faits, c'est évidemment errer : tel fut néanmoins le caractère distinctif des sectes; elles induisirent d'une vérité, de quelques faits, à toute la vérité, à tous les faits; comme aussi de quelques erreurs particulières, l'une inféra toujours la fausseté toute entière de l'autre.

La conclusion n'est point l'éclectisme médical ou philosophique ; quoique plein de respect et d'admiration pour lui en tout temps, mes sympathies furent ailleurs ; seulement je crois que tout en se fondant sur des hypothèses, il n'y a point de théorie médicale absolument fausse; qu'elles sont toutes, en tant que théories, moins incomplètement vraies que les théories philosophiques, et peut-être que celles des sciences dites positives. Je crois aussi que si, comme on l'a dit, Dieu livra le monde à l'interprétation des hommes, ce fut bien avec la promesse que la découverte de l'erreur rapprocherait davantage de la vérité et de la science.

Les médecins praticiens, guidés sans doute par un dévouement généreux, par un saint amour de l'humanité, se récrièrent plus que les philosophes contre les théories médicales ; ils contestèrent à la médecine la certitude de ses faits, la vérité de ses principes , et ils lui refusèrent ainsi la puissance de s'élever au rang de science. Il serait déplorab'e de professer, d'exercer encore la médecine comme art ; cependant si l'assertion était fondée, il faudrait se résigner, il faudrait reconnaître que l'étude de la pathologie , en tant que doctrine , deviendrait éminemment nuisible aux vrais progrès de la médecine.

Nous continuerons l'étude de cet important sujet à la prochaine réunion.

Il ne dépendra pas de moi de profiter davantage du peu de temps dont il me sera permis de disposer. Déjà pendant nos recherches sur la méthode, le problème de la pathologie est venu se poser presque de lui-même, et les données au moyen desquelles il deviendrait possible de le résoudre se sont offertes spontanément, pour ainsi dire, à nos regards ; elles formeront le sujet spécial de nos études et de nos méditations. J'ai aussi avancé que les théories médicales se réduisent en dernière analyse à quatre, et qu'elles se fondent sur quatre hypothèses empruntées à la philosophie et émanent d'une source commune. Mes paroles, terminées sur la possibilité d'une théorie médicale, expression simple et vraie des faits, feront apprécier l'Influence des théories philosophiques et des sciences dites positives sur les progrès ou les erreurs de la pathologie ; ainsi sera implicitement constaté tout ce que la pathologie doit à elle-même. L'état actuel de la pathologie fixera alors notre attention. (Oserons-nous étudier la grande, l'immense question de la vie ?) Nous

nous empresserons de nous former l'idée la pus plau-
sible de la maladie, d'en déterminer le siège; nous la
suivrons dans son cours, dans ses phénomènes, dans ses
terminaisons, sans jamais oublier la connexion intime
qui existe constamment et nécessairement entre la maladie et les divers modes d'action des causes morbides
et des agens thérapeutiques, d'où il deviendra possible
de déduire les différences des maladies.

Ces recherches, immenses comme enseignement,
nous appartiennent comme étude; elles sont même du
devoir de tout médecin qui a librement embrassé sa
carrière dans l'exercice de la médecine. On ne saurait
s'en rapporter toujours aux inspirations du moment, ni
prendre pour guides les opinions d'une école, qu'après
comparaison et jugement. L'étude des siècles qui nous
ont précédé est donc indispensable. Le passé favorise
toujours l'intelligence du présent, j'ai presque dit qu'il
inspire le pressentiment de l'avenir; car c'est dans ses
rapports avec un présent qui n'existe pas ou qui s'efface
rapidement que l'on étudie le passé, c'est de lui que
l'on attend les données nécessaires à la solution des
hautes questions qui, agitées en tout temps, s'agitent
aujourd'hui avec une vivacité égale à l'espoir du succès;
questions qui touchent de trop près aux intérêts les plus
chers de l'humanité et de la science, pour ne pas occuper les hommes les plus penseurs de tous les pays. Et
c'est ma foi; ou l'histoire de la pathologie, inséparable
de celle de la physiologie saura les fournir un jour, ces
données; ou elles seront tout impossibles!

En 1835, le choléra n'est pas arrêté par les flots de la Méditerranée et vient ajouter ses ravages aux épidémies qui décimaient les rangs de l'armée et anéantissaient les premiers colons. Il éclate au mois d'août, à Alger, d'une manière si soudaine, si générale, multiplie tellement ses victimes, que tout le monde est frappé de stupeur. Rien n'était préparé pour le prévenir, rien n'était disposé pour le combattre ; en quelques jours la ville d'Alger est une solitude ; c'est en vain que l'on cherche quelques passans dans les rues. Les Maures ont gagné la campagne et y meurent en silence. Une mesure prise par l'autorité chasse tous les Juifs de la ville et les transporte sur le mont Boudjaréah, afin de les soustraire aux foyers d'infection multipliée dans leurs habitations malsaines. La mort ne paraissait plus compter avec eux. Des feux sont allumés sur les places et dans les rues, on tire le canon à de certaines heures, donnant le prétexte à la population, chez qui la peur favorise les invasions nouvelles, que ces moyens changent les dispositions de l'air vicié par le miasme frappant de mort les individus placés sur son lugubre passage.

Les hôpitaux sont bien moins que les habitations particulières à l'abri des atteintes de l'épidémie. Là, le fléau moissonne rapidement tous les sujets valétudinaires surpris sans résistance pendant le cours d'une maladie ou de sa convalescence. L'hôpital du Dey est envahi d'emblée par cette épidémie ; cette invasion n'est pas progressive et suivie successivement d'individu à individu ; elle est irruptive, entièrement subite ; dans une seule nuit, plusieurs centaines de malades sont frappés de choléra ; le lendemain, l'amphithéâtre est plein de victimes. Un service isolé de cholériques est à l'instant organisé, et Antonini est chargé de cette spécialité où se trouve plus d'un péril. Le médecin destiné à passer ses jours dans les salles, où l'image de la mort succède aux plaintes des mourants, ne doit pas seulement posséder les connaissances les plus élevées de son art ; mais quelle force morale, virtuelle, ne doit-il déployer, surtout pendant les épidémies, pour ne jamais être ébranlé par les accents du désespoir, qui émeuvent les cœurs sensibles, et celui d'Antonini l'était à l'excès ! L'influence qu'il exerçait ordinairement sur les autres, ne pouvait manquer ses effets dans cette période difficile ; cependant les forces physiques faillirent le trahir. Dès les premiers jours du règne du choléra, alors que l'action et la résistance semblaient en lutte, Antonini, en dictant les prescriptions, sent sa voix altérée ; involontairement il appuie une main sur le lit d'un cholérique, et de l'autre il exerce des frictions sur ses membres : le froid gagne son corps, le sang se ralentit dans ses veines, sa face est bleue, un vomissement se déclare. Il rentre chez lui, avec les symptômes du choléra ; sa famille est absente, il reçoit les secours de ses collègues ;

durant la nuit une épistaxis survient , il s'écrie : *Je suis sauvé!* et court le matin reprendre son service qu'il ne voulait pas interrompre. Le choléra continue à frapper indistinctement ses coups impitoyables ; il a compté ses victimes et il les réclame sans pitié ; quatorze officiers de santé succombent à leur dévouement , et le mois d'août seul enregistre, à l'hôpital du Dey. 318 décès, dont 212 cholériques en 15 jours. L'épidémie y a régné 4 mois A son déclin, Antonini , épuisé de fatigues physiques et morales, fut atteint d'une maladie encéphalique grave qui dura plus de deux mois. C'est dans son lit de douleur, à cette époque, qu'il reçut la visite du duc d'Orléans, dont le langage, toujours si propre au sujet, pénétra le cœur d'Antonini , auquel le prince remit de sa main la croix d'officier de la légion-d'honneur.

Le choléra cessa avec l'année 1835. Antonini reprit son service ordinaire à l'hôpital du Dey , et il continua, pendant l'année 1836, les travaux pratiques un instant suspendus , mais qui furent toujours l'aliment qu'il donna à sa pensée dirigée vers un but, le progrès de la science médicale.

Il était alors médecin en chef de l'hôpital du Dey, l'établissement le plus vaste de l'Algérie, où la moyenne était de mille malades. Outre sa pratique ordinaire , il réunit les travaux scientifiques épars des médecins traitants, s'occupa de toutes les questions administratives , appliqua les préceptes de l'hygiène au traitement général des maladies, inspira au travail de chacun cet esprit d'ordre et d'unité de vues qui le font converger vers un même but, et préluda ainsi aux fonctions de médecin en chef de l'armée, qui lui furent confiées avec le grade de médecin principal, le 1ᵉʳ juillet 1837. Ici son cercle s'agrandit et il donne de l'extension à ses idées; son rôle, borné jusque-là à des missions particulières ou au service des hôpitaux, s'exerce sur un plus vaste théâtre; il est le chef de la médecine d'Afrique. Des scrupules de corporation s'opposent à ce que j'ose faire l'éloge d'une profession à laquelle j'appartiens; je pense n'avoir pas à revendiquer pour elle la considération accordée à son instruction et à son dévouement; elle n'a pas failli à ce que l'armée d'Afrique attendait de son zèle qui ne s'est jamais démenti. Au reste, je n'en parle que pour faire sentir le rôle de son chef. Ce n'est pas un petit talent que de diriger les hommes instruits de notre époque, qui raisonnent l'autorité et n'acceptent, avec conviction, d'autre pouvoir que celui de l'intelligence. Le corps médical, par son éducation libérale, nourrit des tendances heureuses vers l'émancipation des idées, disposition favorable à la marche d'une science sans cesse en progrès et qui ne peut s'arrêter sans rétrograder. L'indépendance de l'esprit est donc indispensable à celui qui est à la hauteur du mouvement intellectuel de notre époque. Cette indépendance, noble quant à son but, ne peut sans danger s'exercer selon des caprices personnels; entretenir cette noble qualité et la faire tourner au profit de l'humanité doit être la vertu de celui qui est appelé à diriger ces hommes laborieux en les empêchant de s'égarer.

La capacité, le travail incessant, le dévouement et le sentiment de la justice sont les premières qualités du chef : tout le monde les a reconnues dans l'homme qui a imprimé à la médecine d'Afrique, pendant plusieurs années, l'impulsion morale qu'elle possède naturellement dans ses mœurs auxquelles elle ne peut déroger;

car, qui embrasse la médecine, doit être poussé vers ce choix par les mêmes raisons qui font, plus tard, qu'il ne peut manquer à sa noble tâche, celle de se consacrer aux intérêts de la science et de l'humanité. En cela, Antonini a été parfaitement secondé ; il avait la confiance de ses subordonnés, qui avaient foi dans son intelligence et surtout dans ses jugements ; tous ont répondu à son appel, ont sollicité ses conseils et ont été satisfaits de ses suffrages. Ce concours de vues et de travail s'est opéré dans le silence des hôpitaux ; il n'est pas dans sa nature d'avoir un grand retentissement au dehors ; tout éclat lui est interdit, les méditations du cabinet, le recueillement des salles, sont la matière de ses bulletins exempts de pompe et assombris par la douleur ou par le tableau toujours pénible de la mort. C'est à l'époque où Antonini a rempli les fonctions de médecin en chef que la médecine a présenté des travaux d'ensemble et a été formellement organisée. Les travaux antérieurs ou étaient isolés, ou devaient être incomplets, ce corps n'ayant pas reçu la vitalité qu'il a due depuis à la réorganisation de 1836. Les travaux isolés, bien que favorables à la science en général, l'ont été moins à la pratique qui, faute de guide, a suivi le premier étendard auquel elle pouvait prêter serment. L'application clinique devait débattre les théories et ajourner la témérité des doctrines ; c'est à cette épreuve que travaillait avec religion le médecin en chef de l'armée ; il ne voulait proclamer que des résultats sanctionnés par le dernier sceau de la thérapeutique ; nous en avons les preuves dans les travaux qu'il a exécutés depuis l'année 1838.

Pendant l'année 1838, il fit un appel général à tous

les médecins des hôpitaux ou des ambulances d'Afrique par une circulaire qui exposait en quelques mots le but des observations à recueillir et les moyens d'y parvenir, malgré les nombreuses fatigues du service. Il établit ainsi une correspondance centrale et appela l'attention sur les points oubliés de la science.

« C'est pour atteindre à ce but, dit-il (à réunir les matériaux épars propres à un travail général), que je réclame des médecins de l'armée, un mouvement médical mensuel, dont vous trouverez ci-joint le modèle, et un rapport trimestriel raisonné.

« Des limites ne sauraient être tracées aux rapports trimestriels rédigés dans l'indépendance de la pensée ; le modèle de correspondance mensuelle ne saurait non plus vous être imposé comme un cadre inflexible, ni vous dicter une nomenclature qui ne fût point la vôtre : conçue dans un esprit d'ordre et d'unité, cette correspondance est simplement destinée à enregistrer les faits sans influence théorique.

« Les hypothèses de la philosophie enfantèrent les théories médicales de l'antiquité ; riches de faits, sans en être souvent l'expression, elles traversèrent les siècles, se détruisant tour à tour, pour se reproduire sous des formes nouvelles. L'observateur qui en interroge les ruines avec anxiété n'y trouve que des faits solitaires brillant encore de l'ancien éclat; ils sont incomplets parce que les faits d'une époque apparaissent toujours tels à une autre époque : eux seuls restent monument de la lutte longue et ardente des doctrines.

« Ce n'est pas que je rejette les théories, je crois, au contraire, l'exercice de la médecine difficile, pour ne pas dire impossible, sans l'étude approfondie, sans

le secours des doctrines. « Il est des praticiens, dit
« Darwin, qui déclament contre les théories, sans réflé-
« chir que penser c'est théoriser, et que nul ne peut
« diriger une méthode curative sans penser, c'est-à-
« dire sans théoriser. Heureux donc le malade dont le
« médecin possédera la meilleure théorie. » Mais il m'a
semblé préférable de séparer des rapports trimestriels,
les faits mensuellement observés, pour les méditer,
pour les généraliser librement ; la raison ne s'élèvera
sûrement à la théorie que par les faits. »

Les besoins de l'armée s'augmentèrent avec le chiffre
des hommes, et après la campagne de Constantine, la
confiance dans l'occupation de l'Algérie pénétra tous
les esprits. On ne voulut plus se contenter du provisoire, et l'année 1838 fut, pour toutes les branches
une époque d'organisation régulière et durable. Le maréchal Vallée, ayant foi dans l'avenir, s'occupa d'asseoir
les bases de la conquête. Après une victoire chèrement
achetée, l'opinion se prononça plus formellement en faveur de l'Algérie, jusque-là livrée aux incertitudes les
plus variables ; il n'y avait ni plan sérieux, ni exécution
possible. Le nouveau gouverneur signala la renaissance
par des dispositions fermes, traça un plan général, ré-
tablit partout l'ordre et l'unité : chacun exécuta dans
sa sphère. Les années 1838 et 1839, celles où Antonini a le plus écrit, furent pour lui une époque bien
laborieuse ; entre autres choses, il fut chargé d'un grand
nombre de rapports sur des points d'organisation, sur
des établissements à créer, sur des mesures générales
qui entraînaient l'Etat à de grandes dépenses ; tous ces
travaux sont remarquables de concision, de clarté, de
logique, et aujourd'hui que ses prévisions sont jugées

par les évènements, je puis dire que c'étaient de véritables prophéties. La plupart ne peuvent être publiés. Il en est un, sur l'établissement des viviers artificiels, où, après avoir discuté la question commerciale et administrative, il touche rapidement à la question médicale ; je ne peux m'empêcher de transcrire le dernier paragraphe.

« Les sangsues, d'un usage fort ancien en médecine, ont semblé devenir nn remède universel; on en a abusé, et de l'abus les uns ont conclu à la proscription absolue, les autres à nne substitution possib le. Si les saignées générales et les ventouses ont suffi presque exclusivement pendant les siècles écoulés, pourquoi ne suffiraient elles pas encore ? On a répondu à cette question par une autre : on a demandé si, dans la majorité des cas, les sangsues ne remplaceraient pas avec avantage les saignées et les ventouses ? Sans doute le quinquina, dont on a aussi abusé , les saignées générales et les ventouses scarifiées ont opéré des guérisons promptes et sûres ; mais si avec un égal succès le sulfate de quinine pouvait être administré et les sangsues appliquées, resterait-il la moindre incertitude dans le choix ?

« On doit, paisiblement, sans préoccupation et sans contrainte étudier, pour mieux les déterminer, les cas où il convient de pratiquer la saignée, d'employer les ventouses ou d'appliquer les sangsues; une sage direction peut être imprimée à ces études. Prendre les résultats d'un médecin qui prescrit les sangsues, pour les comparer à ceux d'un autre qui les exclut de sa pratique, c'est faire emploi d'une mauvaise méthode. Si tout ce que l'école physiologiqne a enseigné n'est pas vérité, il serait injuste de nier les services qu'elle a rendus à la science médicale et à la pratique. Nous nous croyons d'autant plus en droit d'exprimer une opinion, que nul de nous ne sort de cette école; mais le génie et les travaux de son fondateur commandent le respect et l'admiration. »

Une lettre de M. l'intendant en chef Melcion d'Arc, sur les rapports du médecin en chef, à la même époque, sera bien plus éloquente que tous mes commentaires; elle respire la vérité exprimée dans des termes qui indiquent de la profondeur dans la pensée et de la pénétration dans l'esprit, éléments d'un grand jugement formulé au moyen des formes littéraires les plus irréprochables.

M. l'Intendant avait parfaitement saisi la pensée d'Antonini.

Alger, le 22 mars 1839.

« Monsieur le médecin en chef et cher docteur,

« J'ai lu et relu avec un vif intérêt le mémoire qui était joint à la lettre que vous m'avez fait l'honneur de m'écrire, le 26 mars dernier; je l'ai donné en communication à M. le colonel baron de Larue, aide-de-camp du ministre, en mission en Afrique, et je vais le mettre sous les yeux de M. le Maréchal Gouverneur, qui ne le lira sans doute pas avec moins de satisfaction que cet officier supérieur et que moi-même.

« Je vous remercie sincèrement, pour mon propre compte et comme chef de l'administration militaire de l'armée, d'avoir consacré le peu de loisirs que vous per-

mettent les soins que vous donnez à nos militaires malades, à un autre genre d'utilité pour tous. En effet, il
vaut encore mieux prévenir les maladies que d'avoir à
les guérir, et malgré tout le succès que vous y obtenez,
c'est un double et important service que vous rendez.

« L'instruction que ce mémoire prouve, sous le rapport médical (et depuis longtemps vous avez fait toutes
les preuves en ce genre), ne nuit point à celle qu'y
peuvent puiser les gens du monde. Votre raison éclairée y est constamment à la portée de chacun et n'y nuit
en rien à la finesse des aperçus; il est un gage nouveau
de votre philantropie comme de votre coup d'œil exercé.
Pour ma part, encore une fois, je vous en remercie de
cœur, mon cher docteur, et désirerais que votre exemple fût imité, sinon avec autant de succès, au moins
avec autant de franchise et de désir du bien.

« Vous connaissez tous mes sentiments d'estime, de
considération et d'amitié pour vous; je serai toujours
heureux de vous en donner des preuves comme je le
suis de vous en renouveler la sincère assurance.

L'Intendant Militaire de l'armée d'Afrique,

« Signé : MELCION D'ARC. »

Après le siège de Constantine, cette place devint le
centre de la province de 'Est agrandie par cette conquête; le chiffre des garnisons fut augmenté, et avec
lui s'accrut aussi celui des malades. Des épidémies graves de fièvre et de dysenterie régnèrent mortellement

dans l'Est pendant l'année 1838 ; Bône rappela celle de 1832. Le Conseil de santé chargea M. Antonini de visiter cette province, et de lui transmettre ses observations, afin d'éclairer le ministre de la guerre. Son rapport a été imprimé dans les *Annales de médecine, de chirurgie et de pharmacie militaires* publiées au ministère. Quoique très-concis quant au style, il est d'une certaine étendue et a été publié à part sous forme de brochure.

Ce travail dénote un excellent critique dominant son sujet et agrandissant les questions qu'il analyse. M. Antonini exprime d'abord la confiance qu'il a dans les résultats que vont fournir les travaux mensuels et trimestriels de statistique médicale qu'il a réclamés. J'attends de ce concours, dit-il, les données nécessaires à une appréciation plus approfondie sur les causes, la nature et le traitement des maladies. Il étudie les terrains qui engendrent les affections les plus graves, et trouve les conditions les plus funestes dans les plaines et dans les gorges humides, près des lacs et sur les littoraux, aux bords et à l'embouchure des rivières et des fleuves qui, grossis par les pluies ou la fonte des neiges, franchissent leur lit et forment les marais. Favorisées par l'abaissement des terrains, les inondations successives ou les infiltrations alimentent ces marais ; de même les vagues soulevées par le gros temps submergent les plages et en augmentent l'insalubrité. Qu'à cette disposition se joigne la chaleur, et toutes les conditions fébrigènes se trouvent réunies.

Poursuivant la recherche des causes, il trouve la différence de gravité relative à la quantité de matières organiques (végétaux et insectes) en décomposition dans les vases mises à découvert, au renouvellement de l'air, facilité ou ralenti par le voisinage et la position des montagnes, au règne de certains vents traversant un marécage, une vallée étroite ou une gorge qui en dirigent les courans.

Dans un second chapitre, le médecin en chef résume, dans un style décisif, les opinions des médecins-traitants, proclame la vérité des faits bien observés, approuve ou blâme leur interprétation, et fait justice des théories qui auraient trop influencé la thérapeutique ; il insiste surtout sur les rapports qui existent entre les causes et les effets ; il dit : « Une déduction logique de la nature différentielle des maladies deviendrait impossible, si étant considérées comme effets, il n'existait point de rapports entre elles et les causes morbides. Des causes semblables ne produiront jamais immédiatement des effets dissemblables ; et, de ce qu'il serait difficile de saisir au lit du malade les rapports étiologiques, il ne faudrait pas d'une difficulté conclure à une impossibilité. Lorsque, sous une influence directement débilitante, une inflammation se développe, est-il permis d'affirmer qu'elle soit le résultat immédiat de l'action morbide, et qu'il n' y ait point eu d'effets intermédiaires ? »

Ces préceptes sont suivis d'un compte-rendu sur les genres de maladies observées pendant les épidémies régnantes, divisées en deux classes : celles de l'été et celles de l'hiver. Le traitement y est l'objet d'une discussion approfondie. Antonini donne ici, comme toujours, des preuves irrécusables de son remarquable talent de thérapeutiste. Dans les descriptions des maladies chroniques, il remplace l'aridité du sujet par les effets du langage. « Un observateur attentif et sincère, dit-il, ne peut s'empêcher de reconnaître, parmi cette foule de malades pâles, amaigris, infiltrés, s'avançant à pas lents vers la tombe, beaucoup de phlegmasies chroniques, produits définitifs et multiformes de réactions locales, qui, dans la sphère limitée où elles s'exercent, ne peuvent plus que désorganiser sans retentir assez pour rétablir entre les organes le consensus auquel l'innervation ne se prête plus. »

Suit l'ingénieuse explication des rechutes, de l'encombrement des hôpitaux, des infirmeries, et du renouvellement apparent des épidémies. A côté de la description, Antonini indique les moyens de remédier au mal dont il a fait la peinture ; il examine localité par localité toutes les modifications à introduire, les choses à créer dans l'intérêt de la santé publique ; villes, camps, postes, casernes, hôpitaux, prisons, plaines, marais, gorges, jardins, fossés, tout est passé nominativement en revue ; les moyens d'exécution sont implicitement indiqués, et il s'élève jusqu'aux plus hautes questions d'économie politique. Cette brochure est terminée par le mouvement comparatif des hôpitaux d'Afrique, que je ne puis me dispenser de reproduire. Les pensées qu'il exprime ont jeté un grand jour sur les mesures prises pendant les années ultérieures.

MOUVEMENT COMPARATIF DES HÔPITAUX D'AFRIQUE.

« Depuis la conquête, l'histoire des possessions d'Afrique est presque exclusivement médicale. Ce n'est pas à dire que les divers commandements qui se sont succédés n'aient pu laisser d'utiles enseignements, que les cent combats n'aient ajouté une nouvelle gloire à l'ancienne ; seulement les résultats, jusqu'alors, ne per-

mettent guère de décider si une idée se trouva jamais
en présence d'un autre sur les champs de bataille.

« Sous le rapport gouvernemental aussi, l'histoire de
l'Algérie est, en partie, médicale ; mais si les intentions
et les hommes ne manquèrent pas, les gouverneurs se
succédèrent trop rapidement pour laisser des traces
durables de leur passage. La stabilité pouvait seule, en
inaugurant des temples à l'hygiène, faire naître des pensées sérieuses d'avenir ; éclairés par la méditation des
faits historiques et par leur propre expérience, ils eussent alors vaincu les difficultés du moment, et aidé autrement, peut-être, au développement des germes de prospérité. S'il en existe, ils sont frappés de stérilité par des
impôts que supportent exclusivement l'armée et la partie
la plus intéressante de la population civile, les petits
commerçants, les petits industriels, tous les travailleurs.
Prématurés et sans avantages réels pour la France, ces
impôts n'ont pu que créer des existences qui, si elles ne
le sont pas déjà, deviendront, quelque jour, un obs-
tacle puissant au progrès. Ils eussent proclamé la liberté
absolue du commerce, sauf à la restreindre plus tard ;
ils eussent constitué la propriété, ou du moins empêché
toute spéculation sur elle. Ils n'eussent autorisé les
constructions diverses que sous des conditions sévères
de salubrité, d'architecture et de solidité, non d'argent ;
et, en encourageant, avec opportunité, tous les travaux, toutes les entreprises, toutes les industries, ils
eussent dirigé le bon placement des fonds employés souvent à l'agiotage et à l'usure.

« Les colonies ne deviennent prospères que par un
travail incessant ; elles ne se fondent que sur les osse-
ments de plusieurs générations de colons. Aussi, favo-

riser par la protection et la liberté, par la facilité de tous les moyens d'existence, l'établissement sur le littoral d'une population active, préparant les voies à celle destinée à occuper, à féconder le sol ; construire des casernes et des hôpitaux à la hauteur des lumières de l'époque et des besoins de l'armée chargée de conserver sa conquête et de protéger, longtemps encore, cette population nouvelle ; creuser des ports pour la paix et pour la guerre, eût été coloniser, ou du moins annoncer une pensée, une volonté. L'œuvre des siècles ne saurait s'accomplir en quelques années.

« Ils se tromperaient et tromperaient la France, ceux qni désigneraient, aujourd'hui, comme principe ou centre de colonisation, les plaines de la Seybouse et de la Mitidja. Si le Gouvernement ne vient directement se charger de l'exécution d'un système général et complet d'assainissement, elles n'en seront que les derniers termes ; les travaux partiels ou entrepris lentement demeurent stériles et multiplient la mortalité. Pendant de longues années, un système général et complet d'assainissement s'accomplissant, les épidémies ravageraient encore les travailleurs et l'armée destinée à les protéger ; mais la pensée apercevrait l'époque où la culture rendrait les plages infectes de l'Algérie saines et fécondes.

« Jusqu'ici, toutes les questions, pour l'armée, se réduisent, chaque année, à se demander s'il y a ou s'il y aura beaucoup de malades.

« A part l'influence du climat et celle des localités, cette question, toujours la même, conduit sans cesse à cette autre : Quelles sont les causes particulières des maladies qui déciment l'armée ? On déplore alors le chiffre des malades et celui des morts ; on se préoccupe sérieusement des aliments, du casernement, du couchage, des hôpitaux, du personnel de santé et d'infirmiers ; ce personnel, proportionné désormais aux besoins, aura pour base, non plus le *minimum*, mais bien le maximum des malades. La saison épidémique passe ou ralentit son influence, et l'on oublie bien vite les conseils de l'expérience, pour se bercer de l'espoir d'un meilleur avenir.

« Une nouvelle ère semble commencer. L'année dernière a donné moins de malades et des maladies moins graves que les années précédentes ; un ensemble de moyens, sagement combinés, y ont puissamment contribué. Il ne saurait en être autrement, ou bien il faudrait regarder comme vains les efforts et les soins du commandement et de l'administration pour donner aux hôpitaux un personnel de santé et un matériel en rapport avec les besoins présumés, pour améliorer, dans les villes et dans les camps, le casernement et le couchage, et procurer partout au soldat une alimentation saine et suffisante.

« Une moyenne de 41,561 hommes donna, en 1837, 58,864 malades et 5,081 décès, non compris les morts sur le champ de bataille ; en 1838, une moyenne de 50,539 hommes a donné 45,054 malades et 2,413 morts. Il est à remarquer que les garnisons de Constantine et d'Oran ont fourni beaucoup moins de malades que Bône et Alger ; mais les maladies traitées y ont été plus graves et la mortalité, proportionnellement aux autres hôpitaux, plus considérable. L'insalubrité des casernes et des hôpitaux à Constantine explique, en partie, la gravité des maladies. A Oran, au contraire, il semblerait que les pertes éprouvées en 1837 auraient été uniquement dues aux mouvements des troupes pen·dant la saison des chaleurs, et en 1838, à la fièvre dysentérique (elle y est endémique), développée cette année sous l'influence des vicissitudes atmosphériques insolites et d'un foyer d'infection accidentel. Les terminaisons funestes se rattachaient aussi au mauvais emplacement de l'hôpital.

Les résultats généraux sont beaucoup plus favorables en 1838 : la différence dans le nombre des malades et des morts est notable; elle ne peut être attribuée au choléra de 1837 ; il ne se déclara que dans les hôpitaux et, en général, chez les militaires atteints d'affections chroniques incurables. Le personnel de santé, assez nombreux pour satisfaire à tous les besoins, a puissamment contribué aux succès obtenus dans les hôpitaux ; l'insuffisance du personnel de santé est une calamité pendant la saison des maladies : cette vérité n'est pas assez comprise. Puisse désormais le soldat en santé obtenir toutes les améliorations auxquelles il a droit de prétendre, et malade, trouver dans les hôpitaux le bien-être et les soins désirables !

« M. Monard, médecin ordinaire, vient d'adresser, pour l'hôpital du Dey, le résumé de la dernière saison épidémique comparée à la précédente, tant sous le rapport des causes morbides que sous celui du nombre des malades et des pertes éprouvées. Ce résumé, plein d'intérêt, est applicable à d'autres hôpitaux de l'Algérie.

« Ces résultats, dit-il, sont, depuis l'occupation, les plus favorables qui aient été obtenus; ils donnent l'espoir qu'une sollicitude, sans cesse active pour contrebalancer l'influence insalubre du climat et des cir-

constances locales propres aux pays littoraux , ne peut
demeurer sans une puissance telle, qu'elle n'atténue
notablement cette influence, et ne ramène à des conditions à peu près semblables à celles des lieux moins dé-
favorisés.

« Quant au nombre des malades de tous genres , à
part les évacués de Bougie, de Bône et d'Oran , dont
il n'y a pas à tenir compte dans la recherche de l'influence propre à cette partie de la Régence, leur proportion , sur l'effectif des troupes de l'arrondissement
d'Alger a été, dans le cours de cette année, de trois
quarts environ, — 1 sur 1,323, — tandis qu'en 1837,
il avait dépassé d'un dixième le chiffre de l'effectif —
2 sur 1,899.

« Le nombre des malades ayant particulièrement
subi les atteintes de la constitution endémo-endémique,
a été dans une proportion bien inférieure aussi à celle
de toutes les années précédentes, de moins de moitié
sur l'effectif — 1 sur 2,025 — il s'était, en 1837, ap-
proché de trois quarts, — 1 sur 1,374 — sans que cette
différence puisse être totalement rapportée au choléra.

« En considérant , d'un autre côté, que les mêmes
hommes sont dans l'année plusieurs fois atteints de maladies différentes ; qu'ils éprouvent facilement les récidives de fièvres dont l'invasion peut remonter à plus
d'un an , ou sont sujets à divers accidents auxquels les
prédispose l'affaiblissement de leur constitution , circonstances qui multiplient les entrées , au point qu'un
seul individu en fait très-souvent deux, quelquefois
quatre et même davantage ; on retrouve que le nombre
des hommes restés en santé est beaucoup plus considérable qu'il ne le paraît au premier coup d'œil, d'après

les calculs précédents. En effet , admettant que la proportion de ces entrées ait pu être constamment dans
un rapport égal à celui qu'il a été possible d'établir
pour 4,000 malades, de deux entrées et demi pour un,
offert par les 7/13 d'entre eux, il s'ensuit que plus de la
moitié de l'effectif — 1 sur 2,040 — a été réellement,
en 1838, préservé de toute atteinte.

« On trouve, en outre , ne comptant que les affections endémo-épidémiques d'invasion nouvelle, que
celles-ci n'ont porté que sur un cinquième — 1 sur
4,739.

« Ce n'est aussi que pendant un court espace de
temps qu'il y a eu, à leur occasion , un peu plus du
dixième de l'effectif des malades.

« On méconnait bien moins encore l'amélioration
remarquable de l'état sanitaire si l'on compare entre
eux les divers degrés de gravité des maladies annuelles :
les fièvres légères : fièvres quartes, tierces, quoti-
diennes sans complication se sont présentées dans la
proportion inverse des années antérieures , de plus de
moitié en nombre, sur toutes les autres — 1 sur 1,917—
les fièvres plus graves fièvres rémittentes avec irritation ou congestion inflammatoire des gros viscères,
se sont offertes dans la proportion de 1 sur 2,645 ;
et les fièvres dites pernicieuses : fièvres subintrantes,
affectant particulièrement la forme encéphalique dans
celle très-minime de 1 sur 32,919. Les dysenteries et
les fièvres rémittentes dysentériques entrent pour un
quinzième — 1 sur 14,505 — dans le nombre des affections de la saison.

C'est la première année qu'on voit la somme des
maladies légères l'emporter sur les maladies plus graves.

« Les pertes sont nécessairement en rapport avec cette bénignité; on peut établir la proportion de 1 sur 65 pour les maladies endémo-épidémiques de première invasion et les récidives; elles ne seraient que de 1 sur 94, sur celles de première invasion. Une gastro-entérite grave ayant plus spécialement affecté les hommes du train des équipages, un nombre remarquable de phthisies, d'autres affections chroniques, suite de fréquentes récidives de fièvres, principalement chez les malades arrivés par évacuation d'autres hôpitaux, plusieurs décès presque à l'instant de l'entrée à l'hôpital, et plusieurs cas de blessures mortelles sont la source des autres pertes dont le chiffre, proportionnel toutefois, n'est que de 1 sur 23,522, que l'on pourrait comparer avec avantage, sans soupçonner que l'hôpital du Dey se trouve dans un pays tourmenté par les épidémies, et qu'il devienne le centre de réunion d'une foule de maladies attestant qu'en d'autres lieux la même cause n'a que momentanément épargné ceux qu'elle a frappés.

Il est impossible que ces résultats soient dus uniquement à une influence moins défavorable de la constitution atmosphérique et des localités marécageuses, si différentes de celles des huit années qui ont précédé celle-ci; ils proviennent au moins autant du concours simultané d'excellentes mesures hygiéniques, soigneusement observées dans toutes les circonstances où il a été possible de le faire. Entre autres, le baraquement de la plupart des corps de troupes, la qualité constamment bonne des vivres, la surveillance des marchés et des cantines, la suspension en temps opportun des travaux et des exercices, commanderont désormais la plus grande confiance; il est certain qu'en combattant les causes particulières, on diminue, pour le moins, l'intensité d'action des causes générales.

« C'est un fait d'observation que l'année 1838 a pleinement justifié, »

L'application des différents chapitres de l'hygiène à la santé des troupes a eu, en effet, pour résultat la diminution des maladies en nombre et en gravité en Afrique ; aujourd'hui la nécessité de les maintenir et de les mettre en rapport avec les besoins toujours nouveaux a pénétré tous les esprits. La haute administration ne cesse d'en assurer et d'en recommander la plus régulière exécution. C'est ainsi qu'elle va au devant des malheurs et devance les dangers L'armée redira longtemps l'intérêt que les soins de sa santé ont inspiré au chef qui la mène si souvent à la victoire ! Les causes des maladies ne seront plus que dans le sol qu'assainira l'agriculture. Ce dernier résultat ne peut s'obtenir que par degrés, ses moyens sont subordonnés aux lois de la nature ; il sera le signe de notre assimilation à un pays si rebelle à nous donner l'hospitalité

La quantité et la qualité des vivres, la surveillance des marchés, la régularité des travaux modifiés selon les exigences du climat, le baraquement et successivement le casernement des troupes ont à peu près détruit l'action des causes étrangères au sol. Le chef de l'administration militaire a consacré plusieurs années et de pénibles veilles à surmonter les difficultés renaissantes d'un service complexe, exigeant et hétérogène, multiplié par chaque victoire, par chaque occupation nouvelle, et toujours dominé par l'union d'une grande capacité à une éminente sagesse.

Antonini a travaillé sans relâche à l'hygiène pratique

d'Afrique; il a fait pénétrer partout sous une forme ou sous une autre les vérités scientifiques justifiées par l'expérience; mais l'œuvre qui l'occupait le plus, parce qu'elle doit réunir toutes les conditions les plus parfaites, c'est l'établissement hautement conçu, largement exécuté de tous les hôpitaux de l'Algérie. Sur cette terre sont les besoins, les maladies, les combats, une armée d'élite, et la privation des habitations européennes propres à réparer les forces épuisées par de rudes campagnes. Des principes fermes, des convictions profondes, l'élévation de l'esprit, la chaleur du cœur, le talent si rare de l'application unissaient, depuis longues années, le chef du génie militaire de l'Algérie à celui de la médecine. C'est à la combinaison de leurs efforts que l'armée doit ces édifices qui frappent les premiers nos regards partout où flotte le drapeau français. Ces hôpitaux élevés avec luxe, dans nos possessions, apparaissent les premiers à l'horizon, dans nos camps et dans nos villes de l'Algérie. Leur aspect ranime les colonnes fatiguées, et indique le terme de toutes les douleurs. Jamais idée plus philantropique ne fut conçue en faveur de l'armée; le génie a écrit les plus belles pages de son histoire sur les murailles de ces monuments, celle de la médecine sera dans les traditions. Nous admirons les ruines des citadelles romaines; quel autre sentiment ne s'élèverait pas en nous, si au lieu de ces débris survivants d'une domination despotique, nos pieds foulaient les décombres ou mesuraient les galeries des temples consacrés au soulagement des défenseurs de la patrie? Nous couvrons de lauriers, de grades et de croix l'heureux combattant qui échappe au danger, nous devions à celui qui est immolé, et qui ne peut plus goûter le prix de ces récompenses, une compensation à ses sacrifices. La création de bons hôpitaux est devenue ainsi une sorte de récompense nationale !

Partout où il y a une garnison française en Algérie, s'élève presque aussitôt un bel hôpital qui rivalise avec nos meilleurs établissements de France. Grâce à cette heureuse création, les malheureux malades ne sont plus traînés pendant plusieurs jours de bivouac en bivouac, exposés à toutes les influences atmosphériques et aux nouvelles causes de destruction. Les tableaux sinistres que la presse opposait aux bulletins victorieux de notre armée ne font plus pâlir nos lauriers ; les maladies et les blessures n'arrêtent plus la marche de nos colonnes conquérantes, partout il y a un prompt remède à côté du mal, le courage individuel gagne beaucoup dans cette assurance qui n'est pas étrangère à la rareté des maladies.

La nature de cette notice ne me permet pas d'analyser tous les travaux particuliers, tous les rapports d'Antonini sur les nombreux sujets qui l'ont occupé durant les époques difficiles qui ne peuvent plus se reproduire, et qui ne sont bien comprises que par ceux qui les ont traversées ; la nécessité de condenser mon sujet s'oppose à ces développements, je ne signalerai que quelques phases principales de ses dernières années.

A la fin du mois d'octobre 1839, une armée d'élite, sous les ordres du maréchal Vallée et du duc d'Orléans, va montrer aux Arabes ce que peut la valeur française. L'expédition des Bibans avait pour but la reconnaissance imposante du pays. Antonini avait pris place à l'état-major de cette colonne. Lui aussi avait de sérieuses études à faire et de bons conseils à donner. La campagne des Bibans fut pour lui la plus heureuse, car elle fournit peu de malades; le plus grand nombre vint d'une division qui ne s'était pas munie de couvertures pour la nuit. A sa rentrée à Alger, M. Antonini eut plusieurs accès de fièvre.

En 1840, le même prince et le maréchal Vallée firent l'expédition de Médéah, qui fut si pénible et si meurtrière! Le froid y était excessif, il y avait encombrement dans les ambu'ances, le personnel de santé succombait à la fatigue. Antonini partagea tous les périls de la campagne et recueillit des documents pleins d'intérêt dont il a fait successivement d'utiles applicacations. Le maréchal et le prince lui donnèrent dans toutes les circonstances les marques du prix qu'ils attachaient à sa capacité et à ses qualités personnelles.

La première inspection médicale de l'Algérie fut confiée, en 1841, à M. Moizin, membre du Conseil de santé des armées au ministère de la guerre, commandeur de la légion d'honneur. Ces titres sont la récompense de son dévouement à la science, au corps médical et à l'humanité. Les années passées dans les hôpitaux d'instruction, où il a été longtemps professeur de clinique, ont laissé dans l'esprit des jeunes praticiens ses disciples les connaissances théoriques et pratiques empreintes de cette philosophie rigoureuse des faits qui oblige à les recueillir, à les méditer et à les interpréter sainement. Il réunit l'excellence des qualités du cœur à celles de l'esprit et avait parfaitement compris l'âme élevée et la haute portée intellectuelle du médecin en chef de l'armée d'Afrique. Il vint donc sur son terrain, et rentra en France plein de satisfaction de la pratique africaine et d'admiration pour le chef qui la dirigeait en silence par la supériorité des idées, sans lui imposer aucun système. Quelques fragments des lettres de M. Moizin prouveront qu'il avait pénétré toutes les sympathies d'Antonini ; il savait ce que renfermait de sentiment et d'intelligence le cœur et la tête d'un homme à qui il a donné les marques d'une profonde affection. Elles prouvent encore que si le médecin en chef de l'armée d'Afrique n'avait pas fourni à la renommée des corps d'ouvrages scientifiques, cela tenait moins à l'indigence des matériaux qu'aux obligations imposées par des fonctions actives, devenues de plus en plus exigeantes, depuis l'augmentation de l'armée et le développement du pays qu'elle dominait. Antonini recevait ces lettres avec émotion. Elles avaient la vertu de ranimer son courage et de dissiper les nuages de sa vie. Durant sa dernière maladie, il a souvent versé des larmes en écoutant cette encourageante lecture.

Paris, le 2 avril 1839.

« Monsieur et trés-honoré Confrère,

« J'ai reçu avec grand plaisir les félicitations que vous avez bien voulu m'adresser à l'occasion de ma nomination au Conseil de santé ; l'estime de mes confrères me flatte infiniment, mais je mets le plus haut prix à celle d'un médecin aussi distingué que vous.

« En succédant à l'homme de génie dont la science et la médecine déplorent la perte (1), je n'ai pas la prétention de le remplacer ; mais, en prenant pour

_____

(1) Broussais.

modèles les vertus modestes de Coste, mon bienfaiteur, le dévouement courageux de Desgenettes, mon maître, et en consacrant toute ma vie aux intérêts de l'armée et des officiers dé santé militaires, j'ai l'espérance que je ne serai pas indigne des sentiments de bienveillance avec lesquels mes confrères ont accueilli mon élévation au grade d'inspecteur.....

Paris, le 10 juin 1839.

« Monsieur et très-honoré Confrère,

« Je vous remercie de la communication que vous avez bien voulu me faire de l'excellent travail que vous avez adressé à M. l'Intendant de l'armée d'Afrique, sur Bône et Constantine. Il est rempli de considérations d'une haute portée et de vues qui pourraient être aussi utiles aux législateurs qu'à la science et à l'Administration. Je l'ai lu avec autant d'intérêt que de fruit, et si déjà je n'avais pas eu une haute idée de votre savoir et de votre expérience, il eût été bien propre à me la donner.....

« Ce serait avec un regret vif que je vous verrais abandonner le travail que vous avez commencé dans l'intention de l'envoyer au Conseil de santé. Personne ne peut aussi bien que vous lui donner l'intérêt que la science et l'humanité y trouvent également.

« Vous n'êtes pas fait, quoique vous en disiez, pour l'obscurité, et les hautes fonctions, que vous remplissez si bien, vous font peut-être un devoir de ne pas sacrifier à votre modestie des qualités personnelles supérieures

que vous accordent tous ceux qui vous connaissent.
Chacun des membres du Conseil de santé vous estime
comme vous le méritez, et, en mon particulier, je mets
un grand prix à entretenir avec vous des relations qui
me seront toujours agréables et qui certainement me
deviendront chères.......

Paris, le 28 janvier 1846.

« Vous avez autrefois communiqué au Conseil le
rapport que vous avez fait à M. l'Intendant sur le service médical de votre armée ; on désire savoir si vous
voulez qu'il soit imprimé dans le Recueil des mémoires,
où il serait aussi utile aux médecins qui sont envoyés
en Afrique que les travaux que vous avez publiés, en
commun avec les frères Monard, et qui ont rendu de
si grands services à l'armée, en éclairant la thérapeutique des maladies d'Afrique.

« Le Conseil de santé a lu votre rapport à l'Intendant avec beaucoup d'intérêt, et il s'est empressé d'appuyer de tout son pouvoir la demande que vous avez
faite d'augmenter le personnel de santé de l'armée.
L'Administration peut difficilement pourvoir à tous les
besoins ; cependant elle a compris la nécessité et elle
s'est occupée de renforcer votre personnel de tout ce
dont elle pouvait disposer dans les hôpitaux de l'intérieur. Toutes les propositions d'avancement seront
prises en grande considération par elle, et vous pouvez
compter que je ferai tout ce qui dépendra de moi pour
qu'elles ne soient pas stériles. Vous connaissez mes sentiments pour les messieurs Monard, et vous ne devez

pas douter de mon empressement à faire récompenser leur rare mérite et leurs excellents services.

« Votre dernier rapport sur Oran est un modèle de concision, et les opinions et les vues médicales que vous y avez émises sont dignes d'un praticien aussi habile que vous. Je regrette seulement que vous ne nous permettiez pas de les publier dans le Recueil des mémoires de médecine militaire, où ils seraient utilement consultés par tous les médecins militaires, et plus particulièrement par ceux qui exercent en Afrique.

« On dit que votre santé est altérée, ménagez-vous, soignez-vous bien et rétablissez-vous entièrement avant de prendre part à aucune expédition.

« Recevez, Monsieur et très-honoré Confrère, la nouvelle assurance de ma profonde estime et de mon entier dévouement. »

Cette lettre, transcrite en entier, est une de celles qu'Antonini aimait à relire ; c'est qu'en effet elle était une digne réponse aux travaux adressés au Conseil par le médecin en chef. Il y trouvait la preuve délicatement exprimée du prix que l'on attachait à ce travail, et le témoignage de satisfaction personnelle qu'il causait à un homme dont le langage était toujours pour lui un motif de joie et d'encouragement.

Le rapport dont parle M. Moizin a été fait après une mission dans les localités de la province d'Oran où règnent endémiquement et souvent sous forme épidémique les diarrhées et les dysenteries les plus graves du sol d'Afrique. Ce rapport, qui n'a pas été imprimé, est aussi remarquable que celui de l'Est. L'auteur commence par la topographie courte, exacte et pittoresque de la ville d'Oran; il passe en revue l'hôpital, les casernes, les forts, les baraques, les infirmeries, les magasins, la manutention, l'abattoir; examine le couchage, l'alimentation, les exercices et les habitudes. L'hôpital est surtout l'objet d'un examen critique détaillé, et il arrive à la question médicale longtemps débattue en Afrique. Je ne puis reproduire aujourd'hui que les conclusions.

Les affections d'Oran, dit-il, se rattachent à celles de tous les points du littoral..... La fièvre remittente dysentérique serait donc, sans en exclure les autres, la maladie prédominante. Butler, médecin de l'ambassadeur anglais au Maroc, l'avait observée en 1669, et traitée par une méthode qu'approuve Sydenham. Il indique ensuite le traitement et termine par ce passage : « Mais pour assurer le succès du traitement, il ne faudrait pas oublier que les moyens de guérison ne sauraient se borner à l'usage, quelque bien entendu qu'il puisse être, des médicaments; il devient urgent de respirer un air pur que refusent l'encombrement et certaines localités. Chaque malade réclame une attention spéciale et des soins persévérants. Il doit pouvoir compter aussi sur les témoignages d'un intérêt qui, en lui rappelant sa famille, lui offrent les moyens de la revoir et d'oublier dans son sein les dangers qu'il a courus.

Les lenteurs de la convalescence, les rechutes fréquentes mettent le soldat hors d'état de faire longtemps aucun service et conseillent son renvoi en France. L'adoption d'une semblable mesure, pratiquée largement et avec régularité, n'enlèverait jamais à l'effectif que ses invalides et satisferait en même temps aux intérêts de l'armée et du trésor. ».....................

Il insiste sur l'urgence de construire partout des casernes et des hôpitaux sur des plans largement conçus qu'il a indiqués ailleurs. Il parcourt successivement *Arzew*, *Mostaganem*, *Cherchell* et tous les camps occupés de la province ; examine le service et le recrutement des infirmiers, et termine son rapport, d'une étendue d'une vingtaine de pages, par des remarques remplies d'intérêt, sur les denrées distribuées aux troupes.

Ne pouvant reproduire que quelques fragments de la correspondance de M. Moizin, je m'arrête à quelques exemples. La lettre suivante, empreinte d'une exquise sensibilité, a été écrite à Antonini navré de la perte de son dernier enfant, qu'il aimait jusqu'à l'idolâtrie. Dieu venait de le frapper dans ce qu'il avait de plus cher !

25 août 1843.

« Si je ne puis vous offrir aucune consolation à la douleur cruelle dont vous êtes accablé, je puis au moins vous dire que je la comprends et que je la partage. Mon cœur, toujours bien déchiré, ne pouvait manquer de sympathiser avec le vôtre, et, dans le chagrin qu'il ressent, il fait le vœu bien vif et bien sincère que le ciel vous conserve les enfants qui vous restent, et qu'il les doue des qualités du cœur et de l'esprit qui soient un jour pour vous une faible compensation des peines que vous éprouvez.............................»

Je regrette de ne pouvoir livrer à la publicité l'autre partie de la lettre qui complète la peinture d'un cœur profondément ulcéré par la douleur et ingénieux à consoler celui d'Antonini par les moyens les plus propres à l'émouvoir.

L'année 1844 fut pour M. Antonini une époque de peines et d'afflictions. Après la mort de trois enfants, madame Antonini tomba sérieusement malade ; elle ne quitta presque plus le lit où elle était retenue par une affection chronique qui l'a toujours laissée dans un état valétudinaire. Cette femme, d'une constitution délicate, d'un tempérament faible et d'une sensibilité augmentée par les malheurs auxquels ne peut résister une mère, n'a retrouvé de l'énergie qu'à l'arrivée de son mari transporté presque mourant au sein de sa famille, à son retour de Biskara

Au commencement de 1845, une étoile nouvelle et plus heureuse semblait luire pour Antonini fortement ébranlé par les chagrins domestiques. Pendant quinze ans, ses ennemis, s'il en avait, avaient respecté son caractère noble, son cœur trop sensible, ses mœurs épurées par le travail et la solitude. Dévoué au bien général, au corps de santé et à l'humanité, il avait droit à une indulgence dont il avait si largement usé envers les autres. Cependant, pour la première fois, il fut en butte à la calomnie et à quelques diatribes. Un homme rompu à la polémique eût fait justice des coups portés à sa dignité par de honteux anonymes. Antonini en fut un instant affligé et confia son chagrin à quelques amis ; il ne pouvait manquer d'en parler à M. Moizin qui avait toujours pour chacune de ses peines la consolation la plus opportune et la plus efficace. Voici quelques passages d'une lettre de M. Moizin :

13 mai 1845.

. . . .

« Ceux qui vous connaissent bien comme moi vous estiment et vous aiment, et ne se laisseront jamais influencer par ceux qui ne pensent pas de même. Que vous importe, au reste, leur estime ? valent-ils la peine que vous vous préoccupiez de leurs sentiments ou de leurs propos ? Non certainement. Laissez-les s'abandonner à leur aise à l'entraînement de leur cœur, et n'oubliez pas que tout homme de mérite a des envieux, et que la sagesse veut qu'on s'en moque. C'est ce que je fais pour mon compte, et ce que je vous recommande de faire, sans troubler en rien votre âme qui a si grand besoin de tranquillité.

« Madame Antonini va beaucoup mieux, m'a-t-on dit ; je m'en réjouis pour elle et pour vous. Dieu veuille qu'elle se rétablisse promptement et entièrement. »

. . . .

. . . .

Cette lettre, qui invoquait la raison et le cœur, ces deux grands mobiles d'un homme un peu porté au découragement, changea complètement les sentiments et la manière d'être d'Antonini, qui méprisa ses propres faiblesses. Il partit pour parcourir la province de l'Est, entreprit le voyage de Biskara, et, à son retour à Constantine, il reçut une lettre de M. Moizin, dont voici quelques extraits :

24 juillet 1845.

« Votre lettre de Constantine est venue fort à propos pour me tirer d'inquiétudes sur votre santé ; je ne serai parfaitement tranquille que lorsque je vous saurai de retour à Alger.................................
....

« Votre première résolution d'envoyer au ministre et au Conseil l'analyse détaillée de vos observations sur les points que vous avez à traiter dans votre mission, était une bonne pensée. Je vous engage à la réaliser et même je crois que vous ferez mieux encore d'envoyer de chaque localité un rapport *spécial* et détaillé plutôt qu'une analyse...............................

« Enfin, à la fin de votre mission, vous adresserez un rapport général et d'ensemble, dans lequel votre longue expérience vous fournira certainement de nombreuses et précieuses observations pour l'armée, la colonie et le service médical..... Donnez-moi promptement de vos nouvelles et de celles de madame, etc... »

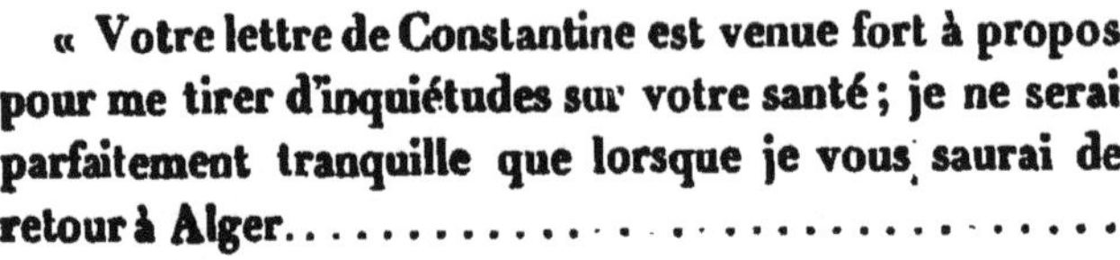

La maladie s'aggrava et nous inspira les plus cruelles inquiétudes. J'en informai M. Moizin, auquel j'écrivis alors par tous les courriers. Je transcris quelques-unes des lettres qu'il m'a fait l'honneur de m'adresser pendant toute la maladie et après la mort de M. Antonini. Elles sont plus intéressantes et plus expressives que ma narration.

Paris, le 21 août 1845.

« Monsieur et cher Confrère,

« Vos deux dernières lettres de Constantine me sont parvenues en même temps. Je vous remercie de l'exactitude que vous mettez à m'instruire de l'état de M. Antonini, et surtout des soins affectueux que vous donnez à un chef si digne et si honorable.

« L'amélioration qui s'est prononcée depuis quelques jours me donne l'espérance que vous pourrez prochainement ramener votre cher malade à Alger, où un repos absolu et les soins de la famille ne tarderont pas à lui rendre une parfaite santé. Sa femme, ses enfants, la médecine militaire ont comme moi besoin de conserver cette belle intelligence. Soutenez son courage et donnez-lui l'assurance qu'il peut et doit compter sur les constants efforts de mon amitié et de mon dévouement. »

6 septembre 1845.

« J'étais plein de confiance et de sécurité sur l'état de M. Antonini quand votre dernière lettre m'est parvenue. Le bruit avait été répandu que M. l'Intendant avait annoncé que sa convalescence était bien établie, et qu'après quelques jours de repos il reprendrait le cours de son inspection. Je comptais tellement sur cette heureuse nouvelle, que j'ai adressé à Alger la dernière lettre que je vous ai écrite et qui probablement ne vous sera pas parvenue.

« Votre dernière dépêche et surtout celle de M. Vital

m'ont causé la plus grande affliction ; non-seulement je vois que la maladie reste stationnaire , mais la complication que vous redoutez me fait trembler pour l'avenir.

« J'écris un mot à M. Antonini à qui je vous prie de le remettre, en vous recommandant toujours de me tenir au courant de son état et de soutenir son courage par tous les moyens possibles. Mille bonjours. »

Voici la lettre incluse dans la précédente, qui, lue au malade dans un moment favorable, lui fit verser des larmes de reconnaissance :

« Mon très-cher et honoré Confrère,

« Les dernières nouvelles que M. Cabrol avait eu la complaisance de me donner m'avaient fait espérer que ma réponse vous parviendrait à Alger; mais M. Vital vient de nous apprendre que la prudence n'a pas permis de vous exposer encore aux fatigues de ce long voyage, par une température aussi élevée que celle de la saison. J'applaudis à cette sagesse, et quel que soit le plaisir avec lequel j'apprendrai votre retour au sein de votre famille, je vous prie en grâce de ne pas vous mettre en route avant que vous soyez en pleine convalescence.

« L'amélioration notable qu'on nous annonce que vous avez éprouvée depuis que vous êtes logé dans une maison isolée et tranquille, me donne l'assurance que bientôt vous serez assez bien pour vous mettre en route; mais jusque-là soyez patient et ne risquez rien qui puisse retarder votre rétablissement. Votre famille, vos amis vous en font un devoir, et moi, qui vous aime de tout mon cœur, j'ai le droit de vous en faire la prière, en vous renouvelant l'assurance de mes sentiments les plus affectueux et les plus dévoués. »

---

25 septembre 1845.

« Bien que les dernières nouvelles que vous m'avez données de M. Antonini ne soient pas telles que je les voudrais, j'espère cependant que le retour au milieu des siens, le repos et une température moins élevée contribueront puissamment à consolider sa convalescence. J'ai grand besoin de l'apprendre, car cette maladie, si grave, si tenace, m'a causé de bien grandes inquiétudes.

« Vous avez bien fait de saisir un moment convenable pour communiquer mes lettres à notre cher malade. Dites-lui bien que mes sentiments pour lui sont et seront toujours les mêmes, et qu'il doit compter sur mon empressement à faire tout ce qui pourra lui être utile ou agréable.

« Continuez, mon cher Confrère, à me tenir au courant d'une santé qui m'est bien chère, et recevez la nouvelle assurance de mes sentiments les plus distingués. »

---

10 octobre 1845.

« Les dernières nouvelles que vous avez eu la complaisance de me donner sur la santé de M. Antonini m'inspirent les plus vives inquiétudes. Aussi longtemps que la dysenterie était la seule maladie que l'art avait

10

à combattre, on était en droit d'espérer une terminaison heureuse, plus ou moins promptement ; mais si,
comme vous paraissez le craindre avec tant de raison,
cette maladie est compliquée d'une autre altération, il
est bien à craindre que les efforts de la science soient
impuissants et ne puissent éviter une terminaison fu-
neste. J'en suis profondément affligé et j'ai besoin que
vous me teniez exactement au courant de toutes les
circonstances qui pourront survenir.

« Soutenez toujours, le mieux que vous pourrez, le
courage de notre cher malade, et assurez-le bien de ma
constante amitié.. . . . .
. . . .

---

19 octobre 1845.

« Bien que vos dernières lettres me laissassent peu
d'espoir pour une heureuse terminaison de la maladie
de M. Antonini, sa mort m'a causé la plus profonde
douleur. La société perd en lui un homme bien honorable, la science un praticien aussi savant qu'habile, la
médecine militaire une de ses illustrations, et moi un
ami que je pleurerai toute la vie.

« Je vous remercie des soins affectueux et éclairés
dont vous avez entouré un chef que vous étiez fait pour
apprécier et qui vous aimait sincèrement. Ayez la complaisance de remettre la lettre ci-incluse à madame
Antonini, en lui faisant agréer, avec l'expression de mes
regrets, l'assurance de mon entier et respectueux dévouement. »

---

27 octobre 1845.

« Profondément affligé de la mort de M. Antonini, qui prive la médecine militaire de l'un de ses membres les plus honorables, j'ai vu avec la plus grande émotiou que son mérite était justement apprécié par les hauts fonctionnaires de l'armée. Les honneurs rendus à ses restes mortels ont été dignes de ses brillantes qualités, et les éloquentes paroles inspirées à ses amis sont un bel hommage rendu à sa mémoire. Avant-hier, à la distribution des prix du Val-de-Grâce, M. Evrard de Saint-Jean, dans une allocution touchante, a exprimé en termes les plus convenables, les regrets que cette mort causait à l'Administration comme à la médecine militaire.

« M. Lustreman, qui portait la parole au nom des professeurs, a ému tous les cœurs en retraçant éloquemment la douleur profonde éprouvée par tous ceux qui ont connu celui que nous pleurons.

« Lorsque madame Antonini pourra s'occuper de ses intérêts, dites-lui bien que je suis prêt à faire toutes les démarches qui seront nécessaires soit pour elle, soit pour ses enfants »

M. le baron Larrey fut chargé de l'inspection médicale de l'Algérie pour l'année 1842. M. Antonini l'accompagna dans tout son voyage d'Afrique. Le chirurgien de l'Empereur sentait revivre ses souvenirs d'Egypte, et un surtout le préoccupait vivement. Une femme inspirée lui avait prédit, en Egypte, qu'une éclipse de soleil arriverait le jour de l'anniversaire de sa naissance, et que s'il traversait sans accident cette époque critique pour lui, il pouvait espérer encore de longs et heureux jours. Voici un passage d'une lettre d'Antonini relative aux préoccupations de Larrey :

« Depuis la campagne d'Orient, M. le baron Larrey, perçant de ses regards les nuages de l'avenir, semble s'être plus d'une fois arrêté devant l'éclipse prophétisée par l'oracle égyptien qui, au jour de sa naissance, marquerait le terme de sa vie pleine .. ou peut-être le commencement d'une phase nouvelle de cette vie vigoureuse encore; car, à part le peu de temps passé en voyage, il reste journellement sept heures sur pied dans les salles ou dans les amphithéâtres; quoique habitué au climat, aux expéditions, je ne résiste que mal à ces fatigues insolites.

« Cette préoccupation exerça une grande influence sur la résolution de s'embarquer le 5 juillet. Il voulait contempler sur le sol de France cette éclipse fatale l'anniversaire de sa naissance (8 juillet). »

Le baron Larrey débarqua à Toulon le jour de l'éclipse, voulut s'empresser d'arriver à Paris et succomba à Lyon après une courte maladie due aux fatigues de l'inspection, et qui n'a eu qu'une simple coïncidence avec le phénomène astronomique.

Après avoir apprécié les travaux de cette inspection, M. le maréchal duc de Dalmatie, ministre de la guerre, adressa à Antonini la lettre suivante :

« J'ai lu avec intérêt les rapports que M. le baron Larrey a établis concurremment avec vous pour constater les résultats de l'inspection médicale des hôpitaux militaires et des corps de troupes compris dans le quatrième arrondissement.

« Les détails que contiennent ces rapports témoignent de la sollicitude avec laquelle vous avez porté vos investigations sur tout ce qui peut intéresser le service de santé de l'armée. En vous chargeant de seconder M. le baron Larrey dans ses travaux d'inspection, j'avais compté sur votre zèle éclairé et votre dévouement ; je vous sais gré d'avoir justifié la confiance que j'avais placée en vous et je vous en exprime ma satisfaction.

« Aux termes de l'article 63 de l'instruction du 15 mai 1841 pour les inspections médicales, le Conseil de santé des armées devant me soumettre un rapport d'ensemble présentant les considérations générales applicables à l'hygiène des troupes et au service médical dans les établissements hospitaliers, il appartient à ce Conseil d'apprécier les améliorations que vous avez cru devoir signaler à l'Inspecteur médical et de m'en rendre compte.

« Le président du Conseil, ministre
secrétaire d'État de la guerre,

« Mᴬᴸ Dᴜᴄ ᴅᴇ Dᴀʟᴍᴀᴛɪᴇ. »

En 1844, M. Antonini fut, à son tour, chargé par le ministre de la guerre de l'inspection médicale de l'Algérie, conjointement avec M. Hutin, aujourd'hui chirurgien en chef des Invalides. Dans cette inspection, M. Antonini, à part ses autres travaux, eut la mission

de faire un rapport sur l'usage d'une poudre distribuée
en Algérie, à la faveur des réclames et des affiches,
sous le titre de *remède Fave*, nom du *pseudo-médecin*
qui en a généralisé l'emploi contre les atteintes de fièvre et surtout de dysenterie. M. Antonini fut spécialement chargé de cet examen et envoya un long travail
empreint d'une extrême modération; car il n'ignorait
pas que combattre avec violence une pratique erronée,
c'est quelquefois la populariser davantage. Il interrogea
les faits avec une scrupuleuse impartialité, les soumit à
une juste analyse, établit ses déductions et donna ses
conclusions relativement au spécifique.

M. Fave débarqua en Afrique au mois d'août 1841,
et fit annoncer, par tous les moyens de publication
possible, qu'il possédait une poudre infaillible contre les
épidémies meurtrières de dysenterie et de fièvre. Il ne
manqua pas alors, comme depuis, de traiter tous les
médecins d'Afrique d'aveugles, d'ignorants; le Conseil
de santé était barbare et le ministre cruel; tous, par
amour-propre ou par calcul, laissaient décimer notre
armée par la fièvre ou par la dysenterie, quand il existait un remède infaillible, c'était le sien. Plus tard, afin
de donner à sa préparation une sorte de sanction scientifique, il en accompagna l'annonce d'une communication
à l'Académie faite par une autre main que la sienne.
« Malheureux à Oran, dit Antonini, apprécié à Paris,
M. Fave tourne ses regards vers l'Académie et lui
adresse un mémoire rédigé par une main habile; l'imagination fournit les faits, ou du moins elle les grandit,
les colore..... »

L'Académie, selon l'usage, fit déposer le rapport aux
archives, invita ce médecin à continuer ses travaux et

à faire connaître à l'Académie ses *succès*, ses *revers* et les *résultats des autopsies des cadavres*. (Conclusions officielles)

La noblesse du but séduisit l'autorité qui envoya M. Fave à l'hôpital militaire d'Oran où régnait la dysenterie. Une commission fut instituée et chargée de constater les effets du traitement. Aucun malade n'entrait dans le service de **M**. Fave, sans qu'au préalable celui-ci ne l'eût bien examiné et n'eût consigné sur un tableau, qui est encore entre nos mains, qu'il l'acceptait comme curable, conformément à ses promesses. Ce tableau est signé de **M** Fave et de tous les membres de la Commission. Quarante-deux malades furent placés (septembre 1841) dans la salle de ce médecin.

Voici les résultats officiels de son traitement extraits du rapport des médecins-inspecteurs :

« Après avoir été tous admis par M, Fave et soumis de trois à douze jours à l'action du remède, sept rentrent dans les salles d'où ils étaient venus ; à ses yeux, des complications nouvelles excluent ces sept dysentériques de son service ; il eût fallu, avant tout, constater les effets bons ou mauvais du remède. . . . .

« Onze sur trente-cinq malades traités succombent après un traitement dont la durée varie du jour de l'ouverture de la salle confiée à M. Fave — 13 septembre 1841 — au 23, date des dernières entrées, au 26, date de la cloture. Les vingt-quatre restants peuvent, le 26 septembre, être classés ainsi :

Convalescents	6		
Dans une position à issue incertaine.	13	24	
Dans une position désespérée.	5		35
Morts.	11		

« M. Soucelyer, médecin en chef de l'hôpital d'Oran,
pour ne pas renchérir sur la position de M. Fave, ne
rappelle que comme fait historique qu'il continua son
service jusqu'au 28, ce qui porte la durée de ses fonctions à 16 jours au lieu de 14.

« Pendant les 27 et 28 il perd trois dysentériques,
et on lui en envoie quatre nouveaux ; il les visite une
seule fois. Ainsi, le chiffre total des malades traités
s'élève à 46 et celui des morts à 14.

« En dernière analyse, déduction faite des quatre
derni·rs malades, et des sept autres dont M. Fave se
délivre après plusieurs jours de traitement, sans tenir
aucun compte des restants désespérés, le résultat est
de 14 morts sur 35 malades traités.

« Rapport de la mortalité avec les malades traités :
40 sur 100.

Malades traités à l'hôpital du Dey, par comparaison :
« Dans les années les plus défavorables : 12 4/10°
sur 100.

« Des observations heureuses, à ses yeux, effacent le
souvenir de ses revers ; ces observations, en partie,
soumises déjà à l'Académie et jugées par elle, formè-
rent la matière de l'enquête sollicitée.

« Enquête singulière aussi que celle dont les éléments
se réduisent aux déclarations de personnes censées gué-
ries par des substances auxquelles on attribue depuis
longtemps les propriétés vantées aujourd'hui ! (1) Et

(1) Cette poudre est un mélange des substances suivantes :
1° Poudre d'écorce de chêne.............. 5 grammes ;
2° *Idem* de bédegar (excroissance qui vient sur la tige de
l'églantier)............................... 51 grammes ;
3° *Idem* de scille .... 19 centigrᵉˢ.

s'ensuivit-il de ce mélange un corps nouveau, une action nouvelle? ces déclarations, fussent-elles toutes sincères? rien ne constaterait encore l'action spécifique. N'est-ce pas le dernier remède qui amène la santé ou la mort ? Mais, ici, point d'insuccès, toujours des succès; on promet en peu de jours vigueur, coloris, santé; montra-t-on jamais plus d'assurance en offrant sur les tréteaux l'orviétan aux passants ?

« Au point de vue moral, s'il n'est point difficile de se former une opinion vraie, il devient impossible de l'exprimer devant la légalité des pièces. On semble surpris de la valeur attachée à des certificats délivrés à l'importunité.

« Il répugne de se livrer à l'examen d'observations qui reposent sur des erreurs de diagnostic, sur des faits incompris. M. Fave exagère toujours la gravité, les dangers de la maladie, pour mieux en vanter la guérison ; à part peu de noms, ce sont des esprits faibles ou dociles, rieurs ou chagrins, tous incompétents, qui le certifient.

« Inefficace est la poudre, même aux yeux de l'inventeur; affecté de diarrhée en 1841, à Oran, ne lui préféra-t-il pas d'autres moyens de traitement ? Inquiet, ne s'embarqua-t-il pas pour Alger, plus tôt qu'il ne l'aurait désiré ?

« Rien ne devient plus facile que les succès de M. Fave, dès qu'il transforme en dysenteries graves des dysenteries légères et plus souvent de simples diarrhées

4° Vanille.................................... 5 centigr⁰⁰.;
5° Amidon................................. 7 décigram.

Toutes figurent depuis des siècles dans la matière médicale, et la science les emploie journellement.

qui, abandonnées à elles-mêmes, n'atteignent ou n'excèdent pas une semaine, dernier terme des guérisons opérées par le spécifique. On remarque en ce moment, à l'hôpital militaire du Dey, la prompte guérison des dysenteriques évacués de Dellys et confiés aux soins hygiéniques et au régime *exclusivement*.

« Consolé de son insuccès à Oran et de la réserve du Conseil des armées, M. Fave s'empresse d'exploiter ces encouragements ; il vend son mélange sous les auspices de l'Académie et oublie qu'en l'invitant à continuer ses travaux et à les lui soumettre, elle s'en réserve le jugement. Il paraîtra étrange qu'au lieu de « *lui faire connaître et ses succès, et ses revers, et les résultats des autopsies des cadavres,* » il demande au ministre de la guerre une enquête en partie sur les faits qui témoignèrent devant l'Académie du remède dont il s'attribue la découverte, et motivèrent les conclusions du rapport.

« Singulière découverte que celle de ce mélange informe de substances déjà employées dans la dysenterie ! N'emploie-t-on pas encore chez le pauvre l'écorce de chêne rouvre ou celle de chêne vert et le bédegar, surtout, dans les pays où ils acquirent la renommée d'anti-dysentériques. Le bédegar aurait opéré des prodiges et mérité le nom de spécifique — *sana-tutti* pendant le règne d'une dysenterie épidémique en Sicile. Des faits cliniques mettent à même d'apprécier les propriétés médicamenteuses de ces substances et d'en expliquer la vogue et l'oubli. Et la scille ? La maladie en offre l'indication dans ses diverses périodes : douée, d'après plusieurs auteurs, de vertus dynamiques analogues, elle semble les exercer sur d'autres organes ;

son action mécanico-chimique irritante se modifierait par le mélange. Que dire du grain de vanille et de quelques grains d'amidon ?

« S'il se trouvait dans ces poudres une substance à propriétés inconnues ; si des combinaisons nouvelles, un corps nouveau pouvait résulter de ce mélange, la prudence conseillerait la réserve ; mais on restera incrédule tant que, pour admettre la possibilité de ces combinaisons, et attribuer à ce mélange des vertus spécifiques, il faudra avoir recours aux forces occultes, et, par une exception surannée, déroger à l'unité, à la simplicité de méthode curative, unité, simplicité de méthode qui, loin d'exclure un ensemble de moyens conspirant au même but, consiste dans l'emploi logique de ces moyens, sous le guide de l'observation. Cette méthode rejette ce qui implique contradiction, ce qui dépasse la limite des sens et de la raison, dans l'ordre physique, sans nier les faits en opposition avec la doctrine, elle attend, avant de s'incliner, le jugement d'une expérience éclairée.

Non, M. Fave ne découvrit rien en *tatonnant*, et le hasard ne favorise guère l'impéritie ; il vit cette pratique quelque part, ou, si hasard il y eut, ce fut celui d'une lecture, d'un récit. Il n'observa la dysenterie ni à Gênes, ni en Corse, ni en Afrique. S'il visita isolément des dysentériques, il ne demanda jamais l'entrée aux hôpitaux. Débarqué en août 1841, muni du spécifique, et autorisé aussitôt (septembre) à l'administrer à Oran, le temps lui eut manqué, il est vrai, pour observer la maladie, apprécier les méthodes curatives, assister aux autopsies cadavériques ; mais l'expression de ce désir fût restée. La dysenterie épidémique ne régna point depuis cette époque à Alger; pourtant il l'observa! *Le défaut* de temps et de *matière* lui aurait interdit toute étude, tout travail sur la dysenterie épidémique, s'il eut été apte à s'y livrer. — Et le spécifique? Prescient de l'avenir, il l'apporta de France; sa découverte avait précédé toute observation. Induira-t-il de la dysenterie sporadique à la dysenterie épidémique? De deux mois à Oran, à plusieurs années? Ce serait abuser de la logique, travestir les faits, confondre les dates. »

. . . .

. . . .

Dans ce rapport, qui a presque le volume d'un livre, M. Antonini passe en revue les différentes formes de dysenterie et les effets de tous les traitements employés à chaque période. Il insiste sur le fond ou sur la nature de cette maladie, et fait sentir la différence qui existe entre la dysenterie sporadique et la dysenterie épidémique.

La première guérit seule avec le régime, le repos, après sept ou huit jours de durée; c'est là le triomphe de la poudre. La seconde, liée par la souffrance de tous les organes à l'influence endémo-épidémique, exige une combinaison savante dans les moyens curatifs; la poudre peut devenir utile dans certains moments; mais, administrée systématiquemant, elle est nuisible et quelquefois mortelle,

En résumé, M. Fave n'a rien découvert. Il a eu la persévérance de présenter son remède à tous les malades, de courir de maison en maison, de solliciter des certificats, et lorsqu'il en a possédé *cent*, il en a fait un cahier qu'il a joint à sa demande près du ministre. M. Antonini analyse ces observations, et c'est sur les impossibilités symptomatiques qu'elles expriment, sur les déclarations de ceux qui ont délivré les certificats, sur les communications et les expériences de plusieurs médecins qui pratiquent depuis longtemps dans le pays, tels que MM. Besseron, Ferrus, Soucelyer, Petronelli, Cabrol, Baudichon, Camps, Foley, Muce (trapiste), Faneau de Lacour, Martinez, etc., qu'il discute la valeur des faits qu'on lui présente, et tire des conclusions que je ne crois pas devoir publier.

L'expérience clinique seule pourra définitivement juger la question; mais les malades des hôpitaux ne peuvent être considérés comme matière à expérimenter. J'ai proposé à M. Fave un moyen tout moral qu'il n'a pas accepté, je le lui propose encore.

Ce moyen est l'établissement d'un cahier à deux colonnes, une pour lui, l'autre pour la consultation.

M. Fave voit un malade et consigne immédiatement sur la première colonne tous les symptômes présents, son diagnostic, son traitement, comme cela se pratique dans les hôpitaux. Il appelle aussitôt après en consultation un, deux ou trois médecins qui écrivent sur la seconde colonne ce qu'ils pensent de la maladie et du traitement. Ces observations écrites alternativement, jour par jour, ne pourraient être inventées, éclaireraient sur la maladie et jugeraient complétement l'action du mélange, celle des poudres étant connue depuis plusieurs siècles.

Aux voyages et aux fatigues de cette inspection vinrent s'ajouter de nouvelles afflictions domestiques. Après avoir perdu, pendant les années précédentes trois de ses enfants morts en Afrique, madame Antonini tomba sérieusement malade.

Si les âmes nobles jouissent du privilége de puiser dans les sources mystérieuses des jouissances inconnues aux âmes vulgaires; elles y trouvent aussi celui de ressentir plus vivement la douleur. Antonini, qui possédait au plus haut degré le sentiment paternel, n'a jamais éprouvé de plaisir plus grand que celui que lui donnaient ses enfants, comme il n'a ressenti de peine plus amère, et je dirai presque de plus éternelle, que celle causée par la mort de ce qu'il avait de plus cher. Il ne s'était pas consolé de la perte de son dernier enfant qu'il chérissait surtout, et auquel il prodiguait depuis longtemps, mais sans succès, les soins minutieux de l'art. Des paralysies successives, indiquant l'extinction lente des centres nerveux, l'avaient averti de la mort prochaine de son fils. Elle fit naître en lui un chagrin silencieux, qu'il a nourri de toute l'amertume de ses souvenirs.

Un peu plus tard, une souffrance nouvelle s'ajoute à la précédente; sa tête se courbe encore sous l'épreuve d'un nouveau malheur. Sa femme languit dans une cruelle et interminable maladie dont les symptômes vont journellement retentir dans le cœur de son époux.

Cependant quelques beaux jours succèdent à un orage prolongé; le temps semble avoir adouci la plaie si souvent ravivée par les malheurs qui frappent sa famille. Sa femme recouvre un peu de santé, et l'âme d'Antonini, courbée sous le joug de l'infortune, se relève avec le sentiment de l'espérance dans de meilleures destinées : avec elle reparaît la santé et le besoin d'action physique et intellectuelle si nécessaires à son organisation. Il reçoit alors une double mission; la première, du Gouverneur-Général, qui lui prescrit de visiter toute l'Algérie, et qui est résumée dans la lettre suivante ; et la seconde, du ministre de la guerre, qui le charge de l'inspection médicale de l'Algérie pour l'année 1845.

GOUVERNEMENT-GÉNÉRAL DE L'ALGÉRIE.

Alger, le 2 mai 1842.

« Monsieur le médecin en chef,

« Mon intention est que vous me présentiez un travail d'ensemble sur les places et postes occupés de l'Algérie au point de vue hygiénique des diverses localités, de l'état du casernement, du mode de couchage et de l'état des hôpitaux. Je désire que dans ce rapport vous me donniez votre opinion sur l'alimentation des troupes et sur la qualité des aliments.

« Vous exposerez également vos vues sur le service de santé en Algérie, tant pour les hôpitaux que pour les corps de troupe, et en indiquant succinctement la composition actuelle du personnel, vous consignerez les améliorations dont il vous paraît susceptible.

« Enfin, vous me donnerez votre avis sur l'installation de la population civile dans les différentes localités et sur la forme qu'il conviendrait d'adopter pour les habitants des villes et surtout de la campagne.

« Ce travail ne pouvant être rédigé complètement et tel que je le désire qu'avec la connaissance parfaite de tous les points occupés, vous devrez vous mettre en mesure de commencer prochainement cette tournée. Je

vous autorise à voir M. l'intendant militaire Appert,
pour qu'un officier de santé soit désigné pour vous aider
dans ce travail, que je désire avoir le plus tôt possible.

« L'inspection du personnel de santé et du degré
d'instruction des officiers de santé étant confiée annuel-
lement à des inspecteurs médicaux désignés par le ministre, vous n'aurez pas à vous en occuper sous aucun
rapport, dans le travail dont il s'agit.

« Recevez, etc.

« Le Gouverneur-Général de l'Algérie,

« Signé : M^{al} Duc d'Isly. »

———

Je fus appelé à partager ses travaux et à l'acccom-
pagner dans son voyage. Après quelques jours de pré-
paratifs nécessaires, nous nous embarquâmes le 20 juin
pour la province de l'Est sur le bateau à vapeur *le Vautour*. M. Antonini, ordinairement très-malade en mer,
fut l'objet, de la part du commandant et de tous les
officiers du bord, de tous les soins capables d'adoucir
les souffrances de la traversée; il m'en exprima souvent
sa reconnaissance. La mer était belle, la journée, chaude,
était tempérée par une légère brise, ordinaire sur les
côtes d'Afrique. Partis à huit heures du matin, nous
arrivâmes à Dellys à deux heures du soir. Le bateau qui
fait le courrier sur le littoral ne permettant pas un long
séjour dans les places voisines de la mer, l'inspection y
est nécessairement rapide et se fait en deux parties, la
première au départ, la seconde au retour du courrier.
M. Antonini passa trois heures à l'examen de la localité

et des établissements qu'elle renferme ; à cinq heures, *le Vautour* sillonnait la route de Bougie, où il mouilla à trois heures du matin.

Au point du jour, il répéta la même opération pour cette place qu'il avait déjà vue maintes fois ; à neuf heures, la navigation reprenait son cours pour arriver à Gigelly à deux heures du soir. L'inspection de ce poste exigea à peu près le même temps ; le bateau ne s'arrêta plus qu'à Philippeville, où il mouilla à quatre heures du matin. L'examen de cette place toute française, centre des approvisionnements de l'Est, fut réservé pour le retour par Constantine. A sept heures, le navire leva l'ancre pour le jeter encore à deux heures du soir dans la rade de Bône. Là nous débarquâmes nos effets, prîmes possession, à l'hôtel du Lyon-d'Or, d'un logement où M. Antonini se reposa un peu des fatigues de la traversée, qui avait été pourtant moins pénible que d'habitude. A minuit, le même bateau traçait son sillage sur les ondes faiblement agitées où brillaient les rayons diffus de la lune détachée du firmament le plus pur ; et quand le soleil apparut à l'horizon, nous étions à la Calle, surprise dans son sommeil, visitée avec détail et abandonnée à neuf heures pour rentrer dans Bône, après avoir croisé *le Caméléon* qui portait à Tunis la famille du Maréchal.

Bône est la seule place où Antonini ait complètement rempli le plan de travail qu'il s'était tracé ; nous y fîmes une halte de dix jours entièrement employés à l'examen des lieux, des établissements, ou aux travaux du cabinet. Tous les hommes chargés d'un commandement ou d'un service dans cette division l'accueillirent avec la sympathie qu'il savait faire naître, et favorisèrent ses recherches avec l'empressement qu'inspire un noble but. Bien souvent, pendant sa maladie, il parlait avec la plus grande satisfaction de son travail de Bône et du concours bienveillant de tous ceux qui lui en avaient applani les difficultés.

Le général Randon lui avait communiqué le projet d'une organisation médicale française destinée à favoriser le rapprochement des Arabes, et l'extinction des maladies spécifiques qui corrompent depuis le berceau jusqu'à la tombe toutes les familles indigènes des tribus. Antonini avait compris toute la portée politique de cette création. La race arabe dégénère et s'éteint lentement sous l'influence des virus qui, transmis de père en fils, ruinent la vitalité décroissante de ces générations infectées. L'hygiène bien appliquée d'une part, et le croisement indispensable des races indigène et européenne de l'autre, pourraient seuls éteindre la source de ce fléau et promettre une race mixte qui serait une des plus belles de l'univers. La médecine doit intervenir plus tard dans la résolution de ce problème; en attendant, rien n'empêcherait d'avoir certains hommes spéciaux préparant peu à peu les voies de cette régénération pacifique, et d'instituer comme médiateurs des médecins pénétrés de l'importance de leur rôle dans une aussi grande question d'avenir. Ou bien l'assimilation des deux peuples n'aura jamais lieu, ou cette intervention est indispensable.

Le chef du génie, M. le capitaine Danet, accompagna M. Antonini dans tous les établissements de la place et des environs, et mit un empressement dévoué à lui procurer tous les renseignements utiles à sa mission. La division de Bône avait été depuis longues années l'objet des études particulières du médecin en chef; il constata dans les nouveaux établissements des progrès inattendus, et répéta souvent que le génie avait bien compris les besoins hygiéniques de l'armée.

M. le sous-intendant Mʳ Mallarmé, chef de l'administration, connaissait M. Antonini depuis longtemps; il vint pendant six jours partager avec l'intérêt le plus sincère la fatigue et les inspections minutieuses de tous les détails administratifs. L'hôpital exigea plusieurs séances, la manutention, les caves, les magasins et les greniers de l'armée furent passés en revue avec patience et détail. Chaque objet de consommation fut examiné, les blés, les farines, leur manutention, le pain, le biscuit, la différence du blé dur au blé tendre, le blûtage, le degré de cuisson, rien ne fut oublié, pas même la construction des fours et leur degré de température; le vin et l'eau-de-vie furent expérimentés devant nous au moyen de l'appareil *Dunal*. L'eau, le café, le riz, etc., ne furent pas oubliés; la viande fut examinée à l'abattoir, et tous ces objets de consommation furent dégustés dans les casernes aux heures des repas.

L'hôpital civil, le dispensaire, les prisons et les salles de police, les établissements d'Hippone, le dépôt de convalescents furent visités à leur tour. Le Cazarin, avec les travaux agricoles de ce poste exécutés par les soldats de la légion étrangère fixèrent surtout l'attention d'Antonini, qui voyait dans l'organisation de ce travail, dans la discipline de cette culture, et surtout dans les résultats évidents par l'abondance de la récolte, la possibilité de faire rendre promptement au sol les richesses dont il est encore si avare. Les expériences de Bône sont une preuve en faveur de la colonisation militaire.

Il étudia avec méditation la topographie de Bône et établit en quelques paroles l'avenir de cette place. Bône est un port de mer et ne jouit par aucun point des vents frais qu'elle apporte ; elle ne peut s'agrandir que du côté de la plaine et doit toujours rester exposée au sud. Un jour viendra où cette ville, afin de donner à ses habitants devenus plus nombreux un air respirable et une température nécessaire à la vie, peut-être pour faire cesser des épidémies, s'imposera d'immenses sacrifices et fera raser tous les établissements militaires de la Casbah qui, comme un paravent, arrêtent les brises marines destinées à changer l'air et à purifier les villes du littoral.

La petite plaine de Bône, jadis si meurtrière, et qui peut le devenir encore, occupa beaucoup Antonini ; nous la parcourûmes dans le voyage d'Hippone. Depuis il a fait des vœux répétés pour qu'on ne s'arrêtât devant aucun sacrifice destiné à l'assainir promptement, et surtout à entretenir ses canaux. M. l'ingénieur en chef Don, qui depuis plusieurs années emploie ses moyens d'étude et d'action aux grands travaux des dessèchements, question toute vitale pour l'avenir du pays, fit le même voyage à peu près à la même époque. Les résultats déjà obtenus par lui et par M. l'ingénieur de Rougemont, dans la Mitidja, donnent la certitude que les difficultés de l'entreprise seront surmontées à force de persévérance et de sacrifices.

Il vit avec la plus grande satisfaction qu'un besoin, l'un des premiers de l'existence, et dont son esprit s'était pendant longtemps préoccupé, était enfin satisfait à Bône. Un aqueduc, prenant les eaux dans la montagne voisine, les conduit dans de vastes et bons réservoirs situés au point culminant de la cité, d'où elles sont abondamment distribuées à la garnison et à tous les habitants. Il appelait de tous ses désirs la réalisation des mêmes bienfaits pour Constantine où des travaux immenses, difficiles, exigeant l'intervention de la mine, péniblement exécutés nuit et jour, se continuent dans le but de remplacer par des fontaines abondantes l'usage des tonnes d'eau transportée de la montagne, à dos de mulet, et employée, avec économie, à la consommation des besoins impérieux de chacun.

L'importance que M. Antonini attachait à la construction des locaux servant d'habitation dans les pays chauds, fit qu'il remarqua les améliorations dont ceux de la place de Bône ont été l'objet. « Vastes, bien aérés, bien éclairés, dit-il dans son rapport, en parlant de l'hôpital, les locaux signalent tous les ans un progrès ; les nouvelles constructions surtout sont en rapport avec ceux de l'hygiène. »

Il eut plusieurs conférences avec les officiers de santé de l'hôpital et des corps de troupes sur les causes, le nombre et le traitement des maladies, reçut plusieurs et intéressants travaux pratiques sur différents points de la science, étudia avec l'autorité civile, l'avenir des familles, et partit pleinement satisfait de son long travail et pénétré d'une vive reconnaissance pour les sympathies qu'il avait trouvées pendant cette inspection. Ces témoignages se sont fortement manifestés après sa mort, dans plusieurs lettres qui m'ont été adressées de Bône. Voici quelques passages d'une lettre de M. le sous-intendant militaire Mallarmé : .. ..

. ...

« La mort de M. le docteur Antonini m'a vivement

affecté! j'avais pour lui une grande vénération et une véritable estime. Les hommes de sa trempe sont rares, et de longtemps on ne remplacera l'illustre médecin en chef de l'armée. Je considère cette perte comme irréparable; on trouvera des hommes instruits, sans doute; mais comme l'était celui que nous pleurons, je ne le crois pas; aucun du moins ne pourra jamais acquérir sa longue expérience d'un passé qui ne peut plus se reproduire en Afrique.

« La mort de M. Antonini est un deuil général dans tout le corps de santé en Afrique, et je le conçois; car jamais homme, comme chef et comme ami, ne fut plus dévoué.

« Je conserverai pendant longtemps le souvenir de votre passage à Bône avec ce bon et digne docteur, pour lequel j'ai toujours eu depuis douze ans une véritable affection.

« Recevez, etc.

« Le sous-intendant militaire,

« Signé : MALLARMÉ. »

M. Riboulet, médecin en chef à Bône, n'a cessé de confier à sa correspondance avec moi les regrets que lui causait la mort de son protecteur. Ses accents révèlent le sentiment de la douleur la plus sincère.

Au sortir de Bône, Antonini était plein de santé, de force et d'espérance. On jugera de son état par le fragment d'une lettre que j'écrivais, le 7 juillet, de Constantine; cette lettre devait être communiquée à madame Antonini :

« Riches de santé et enveloppés du burnous épiscopal, blanc comme notre conscience, nous avons commencé notre pélérinage terrestre, nous confiant à Dieu et à cinq spahis qui nous ont fait faire une bonne halte à *Dréan*, d'où nous avons été coucher à *Nechmeia*, site pittoresque, où l'on nous a servi un splendide repas.

« Le lendemain, à trois heures du matin, moitié méditant, moitié dormant, je crois, nous avons gravi la côte, et à six heures les eaux thermales d'*Hamman-Berda* ont pu servir à nos ablutions. A sept heures nous passions la Seybouse, près de *Ghelma*, d'où, après un déjeuner dont trois dames ont fait les honneurs avec grâce chez M. Mestre, et après la visite des divers établissements, nous avons pris la route d'*Hamman-es-Kouline*, en nombreuse cavalcade. A six heures, les cônes fumants des sources ont frappé nos regards, et un instant après, ces bains de Proserpine recevaient le tribut de notre admiration, celle de faibles mortels.

« Au point du jour, cette vallée toujours bouillante disparaissait peu à peu dans ses vapeurs, et un peu plus tard nous abordions le *Ras-el-Akba*. Adieu végétation, adieu culture ! Cette pauvre contrée est entièrement nue, ses plateaux infinis sont sillonnés par plusieurs sentiers bordés de chardons que l'alouette solitaire seule traverse quelquefois A midi, nous déjeunions cependant sous les branches fleuries des lauriers-roses que baigne l'*Oued-Zenati*, et le soir, au milieu des champs de l'*Aria*, aussi déboisés que les précédents, une petite fontaine obtenait les honneurs de notre bivouac. Après un lourd sommeil sous la tente, nous levions le camp pour prendre la route de Constantine, où nous étions à dix heures du matin.

« Depuis lors nous travaillons dans notre chambre depuis cinq heures du matin jusqu'à six heures du soir. Hier nous avons dîné chez le général Bedeau, qui a exprimé à M. Antonini le désir, aussi ardent que le soleil de *Biskara*, de le voir visiter cette fournaise. Le thermomètre, à Biskara, varie, dit-on, entre 40 et 50 degrés à l'ombre; aussi devons-nous ne voyager que la nuit. Le général, qui a reçu M. Antonini comme un ami, met tout à sa disposition pour le voyage. Nous sommes à la recherche de ce que vous appelez encore parapluie, et qui doit nous servir de parasol.

« Du reste, nous sommes animés du plus grand courage et ne formons que le vœu, stérile, il est vrai, de voir apparaître d'autres nuages que ceux des sauterelles dont le courant blesse la figure des voyageurs.

« Je viens de visiter la brèche et j'en fais une à mon sommeil pour vous envoyer nos vœux et nos amitiés au moins pour quinze ou vingt jours. Nous souhaitons une heureuse santé à madame Antonini, qui peut être tranquille au sujet de celle de son mari qui se porte admirablement. Adieu. »

Aucun voyage en Afrique ne pouvait se présenter sous des couleurs plus favorables.

La question du voyage de Biskara fut agitée et résolue pour l'affirmative, malgré les conseils donnés à Antonini de s'arrêter à Batnah. Je crois que le désir de visiter Biskara était, avant le départ même d'Alger, le motif qui l'avait déterminé à commencer sa tournée par la province de l'Est. La saison avancée ne put le faire renoncer à son projet, et le 9 juillet nous quittâmes Constantine pour prendre la route du désert avec un convoi composé de quelques mulets du train et de qualorze spahis d'escorte. Le général Bedeau avait fait annoncer dans les tribus placées sur la route le passage du médecin en chef de l'armée, avec l'ordre de fournir l'*alpha* et la *diffa* à sa petite troupe.

A trois lieues de Constantine, nous fîmes une halte fort courte à une fontaine romaine qui nous offrait libéralement des eaux transparentes moins appréciées qu'elles ne l'eussent été plus tard. Le volume et la solidité des pierres employées à ce bassin et usées par les siècles appelaient notre pensée sur l'empressement des anciens maîtres du monde à satisfaire aux besoins de la santé et de la vie. Plus loin, de nombreux troupeaux, des douairs considérables, les moissons à demi-ravagées par les sauterelles, des pâturages un peu arides mais étendus étaient les seuls objets capables de rompre l'uniformité de la route. La température s'élève, la soif s'allume ; nous arrivons à une fontaine voisine d'une petite plaine marécageuse. Fatalement l'eau est trouble et remplie de sauterelles mortes. Le même accident se représenta souvent dans la plupart des sources, toujours trop rares, que nous rencontrâmes durant notre voyage. Cela nous fit remarquer combien il serait utile pour la santé d'élever un petit ouvrage en maçonnerie autour de chaque source avec un réservoir mis à l'abri des causes qui troublent la transparence de l'eau ou la rendent malsaine. La fontaine que le voyageur cherche quelquefois fort longtemps tant pour se désaltérer que parce qu'elle lui indique sa route, serait signalée par un poteau où seraient inscrits les noms des lieux présents ainsi que des distances, choses qu'il nous a été difficile d'obtenir des Arabes ; l'erreur sur les distances expose fréquemment à des marches exagérées ou à la nécessité de passer la nuit dans une localité qui manque d'eau.

Il serait tout aussi indispensable d'établir, au même endroit, au moins d'étape en étape, une sorte de hangar rendant la station supportable ; car la différence de température ressentie par l'homme qui court à cheval et par celui qui est assis par terre est de 10 degrés (1). Ces constructions éminemment hygiéniques ne sont pas encore praticables partout, mais il me semble qu'elles le sont sur les trois routes qui conduisent de Constantine à Bône, à Sétif et à Biskara.

L'aspect du pays resta le même ; le soir nous plantions notre tente à *Aïn-Feurchy* et à quelque distance d'un lac sur le bord duquel deux trous en forme de puits fournirent à nos indispensables besoins une eau trouble et saumâtre. Les Arabes des tribus voisines nous apportèrent, selon l'usage, de quoi alimenter notre convoi. L'un d'eux vola la bride de mon cheval, restituée après une bastonade administrée par ordre du caïd. Le lendemain, nous ne nous arrêtâmes qu'à midi aux nombreuses sources d'*Aïn-Agoud*, qui arrosent un archipel de joncs d'un aspect agréable. Près de ces fontaines, au repos, le thermomètre marquait 50 degrés centigrades ; le soir, nous étions campés dans la plaine de Batnah.

Je dois manifester à M. le chef de bataillon Gourgas, du 61ᵉ de ligne, alors commandant supérieur de

(1) De Constantine à Biskara j'ai constaté que la température ambiante à cheval et en marche (la seule réelle, d'après M. Arago) était de 40 degrés, et de 50 degrés centigrades au repos près des fontaines privées de tout abri. De sorte qu'au lieu de goûter un bien-être réparateur près des fontaines après lesquelles on soupire, on a hâte de se remettre en route afin de se soustraire à l'action du rayonnement terrestre.

cette place, la reconnaissance due à son empressement et à la peine qu'il prit, tant alors qu'au retour, pour favoriser notre pénible voyage.

Un peu après Batnah se trouve le point culminant de la route de la mer au désert. C'est la séparation des deux versants nord et sud.

A partir de cet endroit, l'on descend vers le Sahara par une pente plus rapide que celle plus étendue et plus insensible que l'on parcourt de Philippeville à Batnah ; cette distinction est indiquée par le cours des eaux, les unes dirigées vers la mer, les autres allant se perdre dans le désert. Un fait de minéralogie établit encore ces différences : l'eau qui court sur le versant nord est riche en chlorures ou en hydro-chlorates, celle du versant sud semble remarquable par le nitre ou par les nitrates. Cette question est à l'étude dans le laboratoire de M. Tripier, chef de la Pharmacie Centrale à Alger et chimiste distingué par d'utiles travaux scientifiques. J'ai déposé chez lui, à notre retour, une trentaine de bouteilles d'eau minérale ou économique recueillie sur toute la route, ainsi que les efflorescences ou les dépôts qui avaient attiré notre attention. Un autre caractère distinctif des deux versants se tire de la végétation, jeune et verte au nord quand elle est jaune et avancée au sud à la même époque; je ne parle pas de la différence de température. C'est pendant notre route vers le désert que nous invoquions le souvenir d'un orage, d'un fleuve, d'une prairie, d'un bosquet, d'une forêt et de toutes ces merveilles de la nature qui adoucissent et ménagent l'exercice des appareils chargés d'entretenir l'existence. C'est en vain que l'œil cherche la végétation, tous ces plateaux successifs rayonnant le calorique, ne nous

offraient d'autre spectacle que l'aspect des ruines romaines révélant au voyageur le règne passé de ces peuples
antiques; malgré soi l'on s'arrête pour contempler ces
restes imposants !

Nous nous désaltérâmes à midi à El-Ksour, où des
sources abondantes jaillissent sur le bord d'une rivière
du même nom, encaissée dans une sorte de ravin, et
vers la fin du jour nous abordions le même cours d'eau
qui se dirige vers le passage *D'El-Kantara*.

Après une halte sur ses rives, où existent quelques arbres; nous descendions dans une vallée dont l'aspect
indique le passage des incendies terrestres, que les bienfaits de la terre végétale n'ont pas effacés L'imagination,
présent du ciel, ne trouve ici d'autre aliment qu'une
nature aride et volcanisée, refusant au voyageur toute
hospitalité. Pendant trois heures nous suivons cette route
monotone; à droite et à gauche, le rayon de la vue se
perd dans les angles irréguliers des montagnes qui ont
dû subir de telles secousses, que les plateaux ou roches
horizontales se terminent verticalement par un sommet
devenu meurtrier ou impraticable.

Nous abordons enfin le célèbre passage d'El-Kantara.
De la chaîne des monts Aurès, se détache un contre-
fort qui sépare le Tell du désert; les flancs de cette imposante muraille sont brusquement divisés par une brèche taillée à pic dans la montagne. C'est le passage d'El-
Kantara, la porte du désert, présentant l'aspect
d'un précipice. La forme de cette brèche lui a fait
donner le nom de *Calceus Herculis*, d'après la tradition qu'Hercule, dans le cours de ses travaux, donna
en passant un coup de talon sur cette montagne et en
creva le flanc. Un pont en pierre est suspendu sur l'a-

bîme ; au bas coule une rivière dont les eaux sont renvoyées avec bruit de cascade en cascade , sensation agréable après la sécheresse des contrées arides que l'on vient de parcourir. En entrant dans cette gorge , les sens se reposent avec délices , la température s'abaisse , la lumière trop vive disparaît , le bruit des pieds des chevaux résonne en cadence et se répète en retentissant. Une bienfaisante fraîcheur pénètre l'individu et le rappelle aux douces émotions de la vie ; la surprise provoque le silence et impose la méditation. On descend une rampe qui fut pratiquée dans le roc par les troupes que commandait le duc d'Aumale lors de sa première expédition de Biskara. Peu à peu reparait la lumière diffuse, les sons se divisent dans l'espace, et tout à coup, l'œil étonné se repose sur un bel oasis de plusieurs milliers de palmiers au centre duquel coule une rivière dont les bords sont couverts de bosquets fleuris de lauriers roses et de jardins entrecoupés par des maisons en torchis , constituant une bourgade arabe dont les dattes , un peu de blé et quelques tissus, sont toute la richesse. Nous y reçumes une bonne hospitalité. A notre arrivée, le chef fit abattre un pan de muraille pour nous loger dans son jardin , au bord de la rivière , près d'une source ; nous passâmes toute la journée sous ces ombrages , visitant les nombreux malades qui nous furent amenés de tout le voisinage , et ne pouvant voyager que la nuit, nous quittâmes ce séjour réparateur à 5 heures du soir pour prendre le chemin de Biskara.

Arrivés après deux heures de marche aux eaux thermales qui portent aussi le nom d'Hercule et situées sur la route, nous y fîmes une halte d'une heure afin de remplir quelques bouteilles de ce liquide recueilli selon toutes les précautions prescrites ; un peu plus loin nous rencontrâmes les montagnes de sel gemme dont nous prîmes quelques échantillons et surpris par la nuit notre voyage se continua au clair de la lune, sans autre incident que notre passage dans la tribu de l'*Outaya*, où nous ne trouvâmes que de l'eau saumâtre.

Trompés par la demi-obscurité qui précède l'aurore, nos guides abandonnèrent la route qui débouche dans le Sahara et s'engagèrent dans une traverse qui coupe une petite montagne, la dernière de toutes, à travers des blocs de marbre sur lesquels les mulets et les chevaux glissaient en s'abattant et entraînant les cantines et les cavaliers dans leur chûte bruyante et dangereuse. Force fut de gravir à pied cette route impraticable. Au lever du soleil, du haut de ce mont inhospitalier, Biskara nous apparût à l'horizon dans le désert comme une flotte en pleine mer. Au milieu de la plaine infinie aussi basse que la mer elle-même, Biskara est un grand oasis composé de cent quinze mille palmiers, parsemé de jardins et d'habitations en terre servant d'abri aux familles arabes dont la récolte en dattes constitue toute la fortune ; à une lieue coule une rivière d'eau salée en partie détournée par un barrage qui dirige vers l'oasis un courant destiné à l'arrosage des palmiers et des jardins. La même eau est la seule qui serve à la consommation des habitans.

Cette localité offre des détails interressants que ne comporte pas mon récit d'aujourd'hui. Une enceinte en terre, élevée par l'activité d'une garnison française dont les travaux commandent l'admiration, constitue la citadelle intérieurement divisée en quatre parties, dont les dispositions répondent aux exigences de la défense et aux besoins du service. Antonini fut accueilli par M. le commandant de Saint-Germain et par les autres officiers avec l'empressement inspiré par son caractère médical dans un pays où la première question est celle de la santé, et par l'importance de sa mission scientifique. Cet officier dont le zèle n'est pas ralenti par l'action énervante du climat, et qui s'est attaché à l'avenir de cette place, l'accompagna constamment pendant deux jours dans l'inspection détaillée de tout ce qui existe dans la citadelle et dans les environs, et lui fournit tous les documents propres à éclairer la question que venait étudier le médecin en chef. Cette étude portait sur deux points fondamentaux : la possibilité d'obtenir de l'eau douce au moyen d'un puits artésien auquel travaille l'ingénieur en chef des mines, M. Fournel, et l'établissement d'une citadelle définitive en pierre en dedans ou en dehors de l'oasis.

M. le docteur Herbin, chef du service de santé, fournit à Antonini des renseignements sur les maladies propres au climat, telles que les *ophtalmies*, déjà en nombre alors, le *bouton d'Alep*, observé par M. le docteur Vital, médecin en chef de Constantine, qui avait été envoyé sur les lieux pour étudier cette épidémie ; les *fièvres*, les *dysenteries*, la *mortalité*, les *températures* et l'hygiène particulière imposée à la garnison et en rapport avec les influences exceptionnelles de ce climat.

Nous nous rendîmes tous ensemble à la prise d'eau qui alimente la place et aux eaux thermales situées à deux lieues de Biskara. Nous recueillîmes partout, pour être analysées à Alger, quelques bouteilles de ce liquide. Pendant cette promenade, nous rencontrâmes une compagnie de gazelles libres ; je me rappelle d'avoir sup-

porté ce jour-là la plus haute température que j'aie
ressentie de ma vie

Antonini, tourmenté par la chaleur et par le sentiment de la soif, buvait forcément de l'eau saumâtre qui
lui donna des douleurs abdominales suivies de quelques
selles sanguines. Le second jour, nous partîmes le soir
et suivant la même route, nous arrivâmes à Batnah
après deux nuits de marche et une longue halte dans
l'oasis d'*El-Kantara*. Là nous reçûmes le courrier pour
la première fois depuis notre départ pour le désert.
Loin d'être dédommagé par une lecture propre à ranimer son courage, Antonini, déjà fatigué par des douleurs physiques, y ajouta des peines morales causées
par de tristes nouvelles. A partir de ce moment, il fut
entièrement changé, la dysenterie s'aggrava, il était en
proie à un tourment perpétuel. Au lieu de goûter un
repos indispensable à la réparation des forces, il s'em-
pressa de visiter la place et voulut la quitter le soir
même pour aller camper à trois lieues, dans une forêt de
cèdres où nous n'arrivâmes qu'à dix heures du soir. La
lune éclairait la vallée et le site était pittoresque. L'âme
d'Antonini était fermée à cette contemplation. La douleur et l'insomnie remplirent sa nuit, et dès l'aurore
nous courions sur la route de Sétif. Cette journée fut
cruelle. Il fit une chûte de mulet, et à chaque instant
nous arrêtions le convoi pour soulager sa fièvre et ses
épreintes.

A huit heures du soir, *Sidi-Moftar ben Derka*, caïd
des *Ouled-Ali* et des *Ouled-Setim* lui donnait une hospitalité princière sous une tente damassée, dressée près
d'une bienfaisante fontaine. Il nous fit visiter sa femme
malade ainsi que tous les infirmes de la tribu. Le lende-

main nous parcourions les plaines nues qui environnent Sétif, où nous arrivâmes à huit heures du soir, tous exténués de fatigue, et Antonini accablé par les tourments d'une dysenterie aigue confirmée. M. le docteur Moreau, médecin en chef, lui donna sa chambre et son lit. Deux jours de repos et de traitement semblaient avoir restitué au malade assez de force et de calme pour éloigner l'idée d'une maladie grave. Soit crainte ou conviction, il insista lui-même pour le départ, avant lequel il voulut visiter les établissements de la place. Le général d'Arbouville et les chefs de service l'accompagnèrent dans cet examen et lui donnèrent les marques les plus bienveillantes de leurs sympathies, M. le docteur Lacger, pénétré d'estime et d'attachement pour lui depuis plus de dix ans, prit une très-vive part à sa douleur. Malgré nos conseils, nous étions en route le lendemain pour Constantine, où Antonini fut couché dans un lit après deux jours de fatigues et de souffrances qu'il faut avoir ressenties pour les comprendre. Tous ses amis s'empressèrent autour de lui, chacun était péniblement ému de voir cette organisation si forte et si robuste brisée et frappée de mort, après quelques jours de maladie. Il me sera impossible de rendre tout ce qu'il endura de peines physiques et morales pendant les six semaines passées dans son lit à Constantine. Je décline aussi mon impuissance à raconter fidèlement et sans oubli, l'étendue de tout l'intérêt qu'excita sa cruelle position chez tous ceux qui le connaissaient.

Depuis long-temps une généreuse amitié et des sympathies profondes unissaient à Antonini, MM. les docteurs Vital et Ceccaldi. Le premier médecin en chef, le second chirurgien en chef de Constantine. J'exprime faiblement leur dévouement en disan t qu'ils ont fait abnégation complète de leur liberté et de leur repos pour prodiguer nuit et jour à ce digne chef les soins les plus éclairés et qu'ils n'ont cessé de l'encourager par la manifestation des sentiments réservés à l'intimité.

M. Rivière, pharmacien en chef, vint tous les jours s'assurer de ses besoins qu'il avait hâte de satisfaire avec l'empressement qu'il met dans tous ses actes. Tous les autres officiers de santé suivaient avec anxiété les phases de sa maladie. MM. les officiers d'administration Roussel et Gerin, mirent leurs services à la disposition du malade.

L'autorité ne resta pas indifférente à ce malheur. En l'absence du général Bedeau, le général Levasseur visita maintes fois Antonini, lui fit entendre des paroles encourageantes et lui offrit son concours dans tout ce qui pouvait abréger sa maladie ou calmer ses inquiétudes. M. Marel, son aide-de-camp, s'informa fréquemment de son état, la position du médecin en chef intéressa aussi vivement M. l'intendant en chef Bouaissier de Bernouïs et M le sous-intendant chargé des hôpitaux.

C'est payer une dette de reconnaissance bien acquise que de remercier publiquement tous les officiers attachés à l'état-major général et aux affaires arabes de Constantine du concours qu'ils nous ont prêté pendant le traitement. M. Fornier, capitaine d'état-major, surtout, n'a cessé de nous rendre les plus grands services. Antonini ne l'a pas oublié avant de mourir. Il conservait un doux sentiment de gratitude pour M. Pariset, commandant de l'artillerie, qui favorisa avec tant d'empressement son transport à Philippeville. Le colonel Buttafoco, son ami, venait souvent le consoler. Le lieutenant-général Galbois le visita plusieurs fois pendant son inspection.

M. le général Charon, ami aussi dévoué à Antonini vivant qu'il l'a été à sa mémoire et à sa famille, vint inspecter la place de Constantine et le surprit de sa visite, renouvelée journellement pendant son séjour. Sa présence causa au malade l'émotion la plus consolante qu'il ait éprouvée loin des siens. Le général apportait des nouvelles d'Alger, de la famille et des amis qu'Antonini redoutait de quitter sans adieu. Il lui exprimait l'intérêt que sa position inspirait à tous ceux dont il ambitionnait l'estime, le rassurait sur l'avenir et relevait son âme abattue en employant un langage capable de pénétrer un cœur dont il connaissait si bien la route.

La correspondance d'Alger, devenue plus nombreuse et plus expressive par chaque courrier, révélait les inquiétudes éprouvées par ceux qui interrogeaient avec émotion la marche d'une maladie qui était l'objet de leurs alarmes.

M. le Maréchal-Gouverneur demandait souvent de ses nouvelles; sa pensée se trouve dans une lettre que m'écrivait M. le docteur Philippe, chirurgien-principal attaché à son état-major :

« Mon cher Cabrol,

« Deux mots, deux mots seulement en toute hâte. Vous connaissez les sentiments d'affection et de reconnaissance qui m'attachent à notre digne chef. Il est malade depuis long-temps déjà, très-dangereusement peut-être, si j'en crois toutes les nouvelles qui circulent ici, et cependant pas une parole, pas un mot de moi ne sont parvenus à son oreille.

« Soyez assez bon pour assurer M. Antonini de tous les vœux que je forme pour son prompt retour parmi nous à Alger, et ensuite pour son rétablissement, car il n'aura lieu qu'ici. Dites-lui bien, pour ne parler que de M. le Maréchal, qu'il n'est pas de jour qu'il ne me demande d'une manière pressante des nouvelles *du bon Docteur* . . . . . . »

Il est difficile d'exprimer brièvement les inquiétudes, la peine, l'intérêt et les vœux sympathiques développés avec douleur dans la correspondance de M. l'intendant en chef d'Alger, qui, au milieu de ses importantes occupations, interrogeait, par chaque courrier, l'issue future de la maladie, et savait, par des accens consolateurs, faire renaître l'espérance si nécessaire à celui qui souffre. M. Appert ne cessait de recommander Antonini à tous les commandants des bateaux à vapeur qui devaient passer à Philippeville, et aux sous-intendants des postes qu'il devait parcourir, afin que chacun pût lui épargner une souffrance. La famille et le corps de santé n'ont pas été indifférents à tant de sollicitude, et leur cœur en conserve une inaltérable reconnaissance.

Les officiers de santé émus de cette catastrophe ne manquèrent pas de manifester dans une correspondance suivie les appréhensions causées par les nouvelles affligeantes qu'ils recevaient du médecin en chef. M. Léonard, médecin en chef du Dey, écrivait une longue lettre à Antonini par chaque courrier et lui dépeignait dans un langage plein d'énergie et de sentiment l'impression douloureuse que la nouvelle de sa maladie lui avait causée à lui, au corps de santé et à ses nombreux amis ; il lui exprimait, avec les couleurs les plus touchantes, les vœux ardents que chacun formait pour son heureuse convalescence et son prompt retour parmi les siens. Les lettres de M. Tripier n'étaient ni moins encourageantes ni moins expressives. Je passe sous silence celles de la famille.

D'abondantes larmes, des souvenirs mêlés de regrets, une espérance indécise, des paroles exprimant la crainte et le désir, quelquefois des pressentiments sinistres, des élans vagues d'une âme ébranlée terminaient les impressions de cette longue lecture. Après ce paroxisme, Antonini redevenait homme, médecin et philosophe, envisageant froidement et sans effroi les chances bonnes ou mauvaises qui pouvaient décider de sa vie.

Sans que la maladie fût jugée, elle présenta néanmoins des alternatives de bien et de mal. Les crises étaient plus rares et moins prolongées. Un jour, après m'avoir entretenu de sa famille, il m'interrogea avec un regard pénétrant et fixe qu'il prenait rarement avec moi : « Je suis fatigué, dit-il, de mon séjour de Constantine ; mort ou vivant je veux aller à Alger. Comme je sens que je ne puis faire le voyage de Philippeville, après ma mort ici, puis-je compter que vous transporterez mon corps au milieu de mes enfans ? — J'aime mieux vous y transporter vivant, répondis-je, et dans huit jours si vous le voulez, vous serez dans les bras de votre femme. — Oh ! répondit-il avec découragement, ne me faites pas espérer ce qui est impossible, les déceptions font trop de mal. » MM. Vital et Ceccaldi survinrent, nous profitâmes tous des bonnes dispositions du malade, et le voyage fut arrêté pour le surlendemain. Ben-Aïssa mit à notre disposition une grande et belle calèche de voyage qu'il avait achetée à Paris; M. l'intendant en chef accorda huit chevaux pour deux relais, M. Pariset, commandant l'artillerie, leva la difficulté du troisième, et après douze heures d'un voyage rapide, nous étions rendus à Philippeville, presque sans fatigue pour le malade. 36 heures après, le bateau mouilla dans la rade. Quatre hommes portèrent Antonini, assis sur un fauteuil, dans un canot, d'où il fut hissé sur le pont. Un lit y était installé pour le recevoir. Le commandant de l'*Etna* et le second, M. Olivieri, dévoué compatriote, prirent beaucoup d'intérêt à sa santé et à tous ses besoins. Le 26, à 11 heures du soir, terme plus court que nos prévisions, nous débarquions à Alger, par une nuit calme. La chaise à porteurs de M. le contre-amiral fut mise à notre disposition et fut transportée par quatre artilleurs conduits par M. le docteur Hennequin. A la porte Bab-el-Oued, près de la fontaine, une syncope presque mortelle nous força à étendre le malade par terre et à l'arroser violemment avec de l'eau fraîche. Remis avec peine dans la chaise, il arriva chez lui à minuit, surprenant sa femme qui ne s'attendait pas à un si prompt retour. A la vue de son mari pâle, amaigri, abattu et sans force, cette femme, d'une organisation faible et depuis long-temps alitée, s'élance de sa couche, s'oublie entièrement, et à partir de cet instant lui prodigue nuit et jour les soins attentifs et pleins d'inquiétude que l'on ne trouve, je crois, que dans l'épouse.

Pendant six semaines, Antonini passa par toutes les phases qui un instant font redouter la mort et excitent un instant après le repentir d'y avoir songé. Il était religieux et catholique, l'abbé Montera, son ami, vint souvent le visiter et lui administra les sacrements de l'église. Un concours d'amis entourait journellement son lit, tous l'encourageaient de leurs vœux, et la plupart partageaient avec la famille des espérances de guérison moins fermes que chez personne dans l'esprit de celui qui les inspirait. A la nouvelle de son retour à Alger, son beau-frère, M. Leoni, dévoué à son parent pendant la vie, attaché depuis à sa mémoire qu'il honore généreusement, accourut d'Oran, partagea les craintes et les espérances communes, et repartit avec l'espoir, dicté par le désir, de voir reparaître une santé si utile à la famille et à l'humanité. La maladie n'étant pas jugée, on attendait la convalescence que semblèrent nous promettre les premiers jours du mois d'octobre. Le 9, veille de la mort, le mieux apparent avait encouragé la prescription d'un bouillon digéré le matin, et qui, répété le soir, provoqua dans la nuit une indigestion. Les vomissemens, le froid, les douleurs de ventre survinrent, M. Casimir Broussais, logé dans l'enceinte de l'hôpital, accourut près du malade, tout le monde fut prévenu. Les dames amies de Mme Antonini, parvinrent par d'ingénieuses paroles à la détromper sur le danger qui menaçait son mari. Prenant le prétexte d'une application médicamenteuse, je fis prévaloir le besoin de rester seul avec le malade. Mme Antonini fut amenée dans sa chambre, le neveu fut retenu par ses amis, et les visiteurs, en attendant l'issue de cette crise, remplissaient le salon voisin, où régnaient le silence et le recueillement. M. le général Charon s'approcha du lit d'Antonini, recueillit quelques paroles articulées avec effort et à demi-éteintes. Il comprit à mon attitude que la fin était prochaine, il ne quitta plus le chevet du mourant. Je comptais les pulsations des artères, mon oreille appliquée sur sa poitrine reçut quelques instants après le dernier battement de son cœur. Tout le monde entra dans cet instant, et la mort frappa de consternation tous les assistants, contemplant avec respect ce qui restait de cette organisation naguère si brillante et à présent éteinte pour toujours !

Ce fut une explosion générale de douleur, tout-à-coup interrompue par les cris déchirans de la famille. Ne rouvrons pas une plaie à peine cicatrisée par une année de deuil et de larmes ; laissons à cette veuve, insensible aux accents de la consolation, le peu de calme que lui a procuré le temps, et n'allons pas, par une peinture où elle ne peut invoquer que la douleur, représenter le cruel tableau des scènes déchirantes qui brisent l'âme la plus stoïque ! la sienne a besoin d'une grande force pour s'attacher à l'unique héritage que lui ait laissé son époux, trois enfants chers au cœur de cette mère, qui vit depuis un an dans la plus modeste retraite. M. Poirel ingénieur en chef, reçut dans sa famille la veuve de son ami avec lequel, il est resté en communication en honorant ainsi sa mémoire.

Les journaux d'Alger ont rendu un compte détaillé des hommages funèbres rendus à la dépouille d'Antonini, et ont fait sentir le vide qu'il laissait dans l'armée d'Afrique. Je dois en reproduire l'impression, comme pièce appartenant à la biographie, à l'histoire de la médecine et à celle du pays :

Extrait de l'Akhbar du 15 octobre 1845.

« Nous avons annoncé rapidement, dans notre précédent numéro, la mort et les obsèques de M. Antonini, médecin en chef de l'armée et chargé de l'inspection médicale de l'Algérie. Nous publions aujourd'hui les détails de ses derniers moments ainsi que les discours prononcés sur sa tombe. M. le docteur Cabrol, qui ne l'a pas quitté pendant son voyage et sa maladie, en trace en peu de mots, dans le discours que nous publions, les principales circonstances jusque à son retour à Alger qui eut lieu le 6 septembre. Depuis le jour de son arrivée, un mieux sensible semblait faire espérer sa guérison, lorsque, le 9 au soir, apparurent des vomissoments abondants qui épuisèrent rapidement le malade; il expira doucement le 10 octobre à neuf heures un quart du matin, ayant conservé jusqu'au dernier instant l'intégrité de ses facultés intecllectuelles.

Le docteur Antonini était connu depuis 15 ans de l'armée et des populations d'Afrique, qui en avaient apprécié les éminentes qualités, tracées avec éloquence dans les discours prononcés sur sa tombe; aussi se sont elles émues à cette nouvelle inattendue et le concours universel qui entourait son cercueil en a donné un éclatant témoignage. Tous les généraux, intendants, officiers supérieurs et autres, tous les officiers de santé et d'administration, ainsi que tous les fonctionnaires civils et militaires, présents à Alger, assistaient à la cérémonie; un détachement de 150 hommes, commandé par un officier supérieur, formait l'escorte; il y avait huit tambours, la musique du 13e léger et la fanfare des zouaves. M. le colonel Marengo était en tête du convoi. Les coins du poële étaient tenus par MM. Pelissier, colonel chef d'état-major; Paris, sous-intendant militaire de première classe; Pallas, médecin en chef et Horeau pharmacien en chef de l'armée.

Le service funèbre a été célébré à l'église cathédrale par l'abbé Montera, ami du défunt. Mgr. l'évèque présidait à la cérémonie et a prononcé l'absoute, après laquelle il a retracé d'une voix touchante les hautes qualités du défunt, en faisant ressortir la noblesse et le dévouement de la profession du médecin militaire d'Afrique, luttant avec un noble dévouoment contre toutes les épidémies devenues de moins en moins meurtrières, grâce au progrès de la science et aux efforts des hommes qui en font ici une si utile application.

M. Antonini ayant désiré être enterré à Mustapha-Supérieur, où reposent ses trois enfants, le cortége a parcouru la ville par la place et la rue Bab-Azoun, jusques en dehors de la porte, où ont été prononcés les discours suivants : au milieu d'un auditoire nombreux et recueilli.

M. le général Charon, comme ami ;

M. Broussais (Casimir), au nom des officiers de santé ;

M. Cabrol, médecin-adjoint, comme compagnon de son voyage ;

M. Paris, sous-intendant militaire, an nom de l'intendance.

M. le général Charon, surmontant sa douleur, a pris le premier la parole.

Messieurs,

« Un évènement cruel frappe le corps de la médecine militaire dans une de ses illustrations... une famille dans le meilleur des époux, dans le meilleur des pères....

Antonini, médecin en chef de l'armée d'Afrique n'est plus.. !

« D'autres que nous parleront de ses services.... il faudrait une voix plus éloquente que la mienne pour retracer dignement la vie si belle, si bien remplie, de cet homme si distingué : enlevé trop tôt à son pays, à sa famille, à ses nombreux amis.

« L'affection qu'il me portait, mon amitié pour lui, m'ont permis d'apprécier dans des conversations intimes tout ce qu'il y avait de noble dans ce cœur, de généreux dans cette âme sensible et fière, émue à l'idée de la moindre injustice.

« L'élévation de son esprit, ses talents éminents, son rare désintéressement commandaient l'affection et le respect.

« Antonini comprenait la médecine dans ce qu'elle a de beau, de sublime .. Depuis longtemps, médecin en chef d'une armée nombreuse, occupant un pays où les maladies règnent tyranniquement, où il faut sans cesse les combattre. Antonini, avec son jugement si prompt et si certain, avec cette science d'observation dont il était si éminemment doué, avait saisi dans toute son étendue la mission du médecin philosophe dans la question algérienne.

« Cette idée le ramenait à des vœux qu'il m'exprima souvent de voir la médecine militaire régie par des institutions solides et en harmonie avec ses besoins. Dans ces institutions il trouvait la garantie que l'Etat doit avoir dans les services qu'il attend des médecins militaires... Il y voyait, sans l'exagérer, l'indépendance d'opinion et de position nécessaire à des hommes de science et de dévouement ; il y rencontrait enfin le but de toutes les actions des hommes, la considération personnelle, suivre pas à pas les succès obtenus, grandir avec eux et leur décerner des honneurs mérités.

« Cette idée, grande et libérale, il la développait avec un talent remarquable et en appelait sérieusement la réalisation.

« D'autres poursuivront cette œuvre, mais dans une question aussi élevée, le nom d'Antonini, des lumières aussi étendues que les siennes avaient une grande valeur. et tout cela est perdu, tout est enlevé par un impitoyable destin... Il frappe, répétons-le, il frappe inopportunément et donloureusement le corps de la médecine militaire dans une de ses nobles illustrations.

« Ceux comme moi, qui comme beaucoup d'entre vous, messieurs, ont eu le bonheur d'avoir eu son amitié, de jouir de sa confiance, saveut combien il était bon, affable, obligeant pour tous; affectueux et tendre pour sa femme et ses enfants. Les malheureux toujours trouvaient près de lui consolation et secours.

« Généreux, humain, compatissant à toutes les infortunes, il ne s'occupa de sa famille que pour la chérir et l'inspirer de ses nobles sentiments. Il ne lui laisse que le précieux et consolant souvenir de ses belles et nobles qualités.

« Puissent les regrets si vifs de ses amis adoucir ce qu'il y a d'amer dans les larmes d'une épouse et d'une famille éplorée.

« Adieu! Antonini, Adieu! noble âme. »

Ces paroles prononcées avec l'accent énergique que donne la conviction, ont pénétré l'auditoire d'une admiration commune pour deux amis qui se disaient un éternel adieu. Les regrets du général vivement sentis par les assistants, ont augmenté ceux que chacun donnait au médecin en chef.

M. Casimir Broussais, médecin en chef de la salpêtrière, professeur agrégé à l'école de médecine de Paris et fils du célèbre Broussais dont la mort excita, il y a six ans, des regrets si universels, a tracé, dans ses principales phases, la vie de M. Antonini :

« Lorsque la terre s'ouvre pour recevoir la dépouillei mortelle d'un de nos semblables, quelle âme ne se sent pas émue ! mais quand l'existence qui nous est ainsi ravie jouissait de toute sa plénitude ; combien nos regrets ne sont-ils pas plus amers !

« Tel est l'homme que nous pleurons aujourd'hui. Pour accomplir une importante mission, il s'éloignait de nous, il y a peu de mois, fort du présent, fier de l'avenir, ferme et imposant dans son mantien.... Il nous est revenu brisè, frappé au cœur, languissant dans un lit de misère. Qui de nous peut donc être sûr d'être debout demain !

« Chargé par les médecins militaires d'Afrique, mes collègues, de porter la parole en leur nom, dans cette douloureuse solennité, j'essaierai de vous retracer en peu de mots la vie de celui qui nous est si cruellement ravi. J'aurais voulu que d'autres bouches s'ouvrissent sur cette tombe ; mais puisque je ne puis décliner un honneur auquel je ne m'attendais pas, aidez-moi, vous tous qui avez connu celui que nous déposons dans sa dernière demeure, aidez-moi des souvenirs de votre cœur !

« Antonini (Jean-André) est né en Corse, à Monte-maggiore, près de Calvi, au commencement de la révolution française. Fils d'un praticien distingué, qui fut longtemps médecin des hospices de Rome, il fit ses études humanitaires et philosophiques dans cette capitale de la chrétienneté. Déjà brillait en lui cet esprit de discussion que nous lui avons tous connu : le jeune logicien reçut, au collège, la palme de la philosophie, et reconnaissant disciple, il n'abandonna jamais depuis celle à qui il devait ses premiers succès, succès dont il était le plus fier et qui exercèrent sur sa vie une influence décisive.

« De quel côté devait se tourner son esprit nourri des classiques littéraires ? L'Église lui offrait une brillante carrière où l'aurait conduit et guidé une main protectrice. Il balance, puis il se décide pour les sciences, non qu'il ne fût pas fait pour la foi, ses derniers moments ont fait preuve de ses sentiments religieux, mais il aimait la libre discussion.

» Les études pour la cléricature sont, on le sait, à Rome, les plus sérieuses et les plus profondes. Le jeune Antonini, formé à cette école, s'élança, plein d'ardeur, dans la médecine.

« L'Italie était à cette époque le foyer d'une véritable effervescence médicale... Galvani venait d'y prouver l'existence de ces mystérieux courants qui suivent le trajet des nerfs, se séparent, se joignent et font mouvoir les pattes d'une grenouille, comme plus tard ils feront marcher un cadavre. Mascagni venait d'étonner le monde par le magnifique spectacle de la circulation de la lymphe à travers les innombrables réseaux de ses vaisseaux blancs. Scarpa reculait au loin les bornes de l'anatomie la plus fine et la plus délicate, y rattachant les qnestious les plus épineuses de l'exercice des fonctions. Les idées physiologiques et médicales de l'Ecossais Brown excitaient déjà une vive controverse, et allaient subir la transformation du controstimulisme. Rasori pratiquait et professait de ville en ville; proclamait à la face de l'univers que les médicamens réputés irritants sont les calmans les plus sûrs, que l'émétique abat la fièvre comme la saignée, suivant le même mécanisme et par la même vertu. Tomasini, déja imbu d'une partie de ces idées, reconnaissait et signalait à ses contemporains les inflammations des organes, et plus encore la diathèse inflammatoire, ainsi que la puissance d'un traitement antiphlogistique.

« C'est au milieu des élèves de ces hommes fameux que fut jeté le jeune lauréat philosophe, non pas pour rester machinalement assis sur un banc, vous le pensez-bien, mais pour discuter les doctrines du maître, cette vie lui allait à merveille; il la suivit avec ardeur et termina sa carrière médicale à Pise, l'une des universités les plus renommées de l'Italie.

« Arrive l'année 1812; partout en Europe on se bat; partout tombent des blessés; partout les maladies déciment nos armées. Antonini est retourné sur le sol natal; on a besoin de son art; il le met à la disposition de sa patrie et entre à l'hôpital de Calvi comme chirurgien sous-aide.

« Ici commence cette carrière qu'il doit si dignement parcourir depuis le plus infime degré jusqu'au plus élevé, toujours aimé de ses chefs et de ses subordonnés, et durant laquelle ses talents doivent être si bien appréciés par tous les chefs de notre armée.

« Après trois ans de grade, Antonini passe comme chirurgien aide-major dans la légion corse, alors dans le midi de la France. C'était en 1815 ; il suit sa légion à Toulon, à Montpellier, partout ou elle se porte.

« Bientôt à la légion succède le bataillon de voltigeurs corses ; Antonini en est nommé chirurgien ; et alors il revient dans son île. Il ne la quitte qu'en 1823, pour se rendre comme médecin adjoint, à l'armée d'Espagne.

« Mais il n'a pas oublié sa Corse chère ; ses yeux se tournent toujours vers sa ville natale. Ce qu'il désire, ce qu'il ambitionne de toute son âme, il l'obtient ; il retourne à Calvi, et, dans cet hôpital, où il avait servi comme sous-aide, il règne comme médecin.

« Cependant la vie du médecin militaire est toute aventureuse ; le médecin-adjoint à Calvi, à peine depuis deux ans de retour sous son heureux ciel reçoit l'ordre de partir comme médecin ordinaire pour l'Afrique, en 1830. Il y arrive avec notre flotte et notre armée conquérantes, plein de jeunesse et de vie, rempli d'une noble ambition, résolu d'y faire aimer et honorer la médecine militaire ; et cette terre ingrate répond à sa généreuse ardeur par des coups terribles qu'elle frappe autour de lui, au sein de sa famille, sur les êtres qui lui sont le plus chers, anéantissant les uns, épuisant les autres, comme pour l'avertir par de sinistres présages. C'est en vain ; médecin militaire, il est désormais pour toujours associé à notre armée d'Afrique ; il veut, comme elle, y conquérir sa gloire ; il saura s'il le faut, comme elle, y mourir pour accomplir un devoir.

« De 1830 à 1837, Antonini remplit religieusement

ses fonctions de médecin ; ceux qui le virent à l'œuvre et qui suivirent son heureuse pratique, savent avec quelle perspicacité pénétrante il reconnaisait, il devinait, et je puis ainsi dire, le caractère souvent insidieux et caché des maladies propres à ce climat. C'était en Italie, c'était à Rome, c'était à Pise qu'il avait acquis ce tact médical qui sait distinguer, au milieu d'une foule d'affections diverses, cette formidable fièvre pernicieuse qui vous laisse agir et raisonner aujourd'hui, et demain vous jette à bas, bouleverse votre intelligence et vous tue. Véritable Typhon de la fable, ce cruel ennemi de l'homme, caché dans de mares fangeuses, vivifié par un brûlant soleil, semble épier l'homme au passage, pour le terrasser à coup sûr au moment où il s'en croit à l'abri. Il est fort parcequ'il vous prend en traître ; mais que le médecin devine sa présence, qu'il la soupçonne seulement, et la défaite du Protée est certaine. Antonini excellait à cette guerre de l'art contre le génie intermittent des maladies. Malheureusement il n'a pas laissé dans la science des traces suffisantes de ce précieux talent, et peut être par suite de cela même ne lui a-t-on pas assez tenu compte de l'enseignement qui ressortait de sa pratique pour ceux qui le fréquentaient assidûment.

« Il ne faut pas oublier cependant qu'il fit, conjointement avec MM. Monard frères, quelques mémoires qu'on lit avec intérêt dans le recueil des Mémoires de médecine militaire. Il avait encore d'autres vues, d'autres plans qu'il confiait au papier dans sa langue natale, dont il aimait à causer dans son dernier voyage et dont vous entretiendra celui qui reçut à cet égard ses dernières confidences. Nous savons aussi que s'il n'a point

fait de cours régulier de médecine, (1) il aimait à conver-
ser avec ses confrères : que les différentes théories médicales de l'époque moderne étaient les sujets favoris
de ses entretiens. Il discutait surtout, avec une grande
subtilité d'esprit, les idées principales de la doctrine
italienne dont il était un zélé partisan, bien qu'il sût
faire la part des progrès imprimés à la médecine par
l'École de Paris.

« M. Antonini n'a pu être bien connu que de ceux
qui ont vécu près de lui. Ceux-là savent de quelles inépuisables ressources disposait son intelligence ; et sur
ceux-là il a exercé un empire qui a pu quelquefois étonner les hommes qu'il n'avait pas eu l'occasion ou le temps
de fasciner.

« Les inspections qu'il fit dans toute l'Algérie, de
1837 à 1845, les différentes missions qu'il y remplit
le mirent en rapport avec les différentes autorités du
pays. Partout il fut accueilli avec honneur, car partout
il sut être digne ; et quand il fallut réclamer en faveur
des officiers de santé en chef de l'armée, les préroga-
tives que le bien du service leur faisait un devoir de
conserver, on vit qu'Antonini, cet homme si prudent,
sut résister, attaquer et vaincre. D'ailleurs chacun le
proclame, il prodiguait à tous les secours de son art
sans jamais réclamer de salaire, sachant soutenir, chez
les grands comme chez les petits, la dignité de sa profession. Il emporte dans la tombe, je le dis sans crainte
d'être démenti, les régrets déchirants de plus d'un pauvre, de plus d'un soldat de plus d'un maréchal de France !

(1) Il a fait un cours public de pathologie en 1834 et 1845,
comme on l'a vu par la première leçon imprimée dans cette
notice.

» Les différentes missions dont fut chargé M. Antonini firent le sujet d'autant de rapports, tous fort intéressants, mais dont un petit nombre seulement est connu. Nous citerons particulièrement son rapport sur l'Est de l'Algérie, daté du 25 février 1839 (tom. 50 des *Mémoires de médecine militaire*), parce qu'on y trouve un style coulant, pittoresque, attrayant même, tel qu'il convenait à son âme penchée vers la poésie ; et, de plus encore beaucoup de discussions, comme il était naturel à son esprit raisonneur. Il n'existe aucune trace imprimée de son inspection dans l'ouest, ordonnée par le gouverneur-général en 1840; non plus que de l'inspection qu'il fit, conjointement avec Larrey, en 1842, inspection de lugubre mémoire, car elle entraina la ruine de l'une de nos plus belles illustrations chirurgicales. Espérons que l'autorité avertie par nos cris de douleur, au souvenir de ces deux éclatantes victimes du devoir, changera l'époque des inspections en Algérie, et saura concilier les exigences du service avec les conseils de l'humanité.

« Je ne vous dirai rien de sa dernière inspection ; son fidèle compagnon, dans ce trop malheureux voyage, va vous la raconter avec cet accent de vérité que donnent des misères communes.

« Je ne vous ai point parlé des honneurs qui vinrent trouver M. Antonini dans le cours de sa carrière, de son admission dans la Légion-d'honneur en 1832; mais je ne puis m'empêcher de vous raconter sa seconde promotion dans cet ordre. C'était en 1835 : le choléra sévissait à Alger; les victimes tombaient de tous côtés. Parmi les mourants et les morts se comptait déjà plus d'un officier de santé militaire frappé sur ce champ de bataille. Antonini, comme ses collègues, n'a ni trève, ni relache; il accourt et le jour et la nuit au secours des malheureux qu'on apporte à chaque instant. Un jour, dans ces salles, au milieu de ses malades, il se sent pris à son tour : les membres déjà glacés, dévoré par une soif ardente, il quitte son service et ordonne lui-même son traitement. A force de glace à l'intérieur, à force de frictions sur les membres, il parvient à rétablir la circulation du sang, et dès le lendemain il s'empresse de retourner à son poste. A peine a-t-il repris son service, qu'un accès pernicieux vient le frapper tout à-coup. Cette fois, il est moins heureux, le coup fatal est écarté, mais sa robuste constitution fléchit, et le pauvre malade reste longtemps étendu sans force. Faible et languissant il attendait avec résignation le moment de se lever, lorsqu'une visite vient le surprendre. Un prince, qui était cher aux Français, et dont l'Algérie voit avec joie la statue s'élever sur ses bords, entre dans sa modeste demeure et s'assied au chevet de son lit ; son bon cœur lui avait inspiré l'idée d'apporter lui même au pauvre convalescent le prix de tant de peines, la croix d'officier de la Légion-d'Honneur. M. Antonini fut profondément ému d'une attention si délicate de la part du prince, il en éprouva une sorte de révolution qui lui fut favorable.

« Vous avez vu le médecin militaire; je ne vous peindrai pas l'homme, vous l'avez tous connu, jugé et apprécié; vous vous rappelez encore cette belle constitution, cette démarche digne et mesurée; ce front élevé; tout cet ensemble qui inspirait tout d'abord le respect; puis ce visage aux traits réguliers et fins ; cet œil doux, ce sourire gracieux. Ce tableau vous est encore présent ; qu'il ne s'efface plus , car , de cet être qu'hier encore vous aimiez à contempler , il ne reste plus que poussière. C'en est fait de ces entretiens animés : cet organisme harmonieux s'est brisé pour toujours.

« On ne connaissait pas, dès le premier abord, M. Antonini ; il n'était pas homme à s'ouvrir au premier venu; peut-être ne s'est-il jamais entièrement livré à personne. Il voyait , en toute chose , en toute question , tant de raisons pour et tant de raisons contre, qu'il lui arrivait fréquemment de s'abstenir. La réserve, la prudence , la circonspection étaient au fond de son caractère, et quand vous lui demandiez conseil, souvent il vous conseillait d'attendre. Ne croyez point qu'il fut faible pour cela , il savait prendre une décision dans les cas urgents et difficiles ; et plus d'un homme sensé et intelligent , à ma connaissance, n'a eu qu'à se féliciter d'avoir suivi ses avis. Mais, général prudent et expérimenté , il aimait à se ménager une retraite assurée. Je ne crois pas que jamais quelqu'un l'ait pris au dépourvu.

» Son esprit trop prévoyant, lui inspirait souvent des inquiétudes sur l'avenir ; lui retirant ainsi les jouissances du présent. Cette tendance a dû le rendre plus d'une fois malheureux sans motif réel.

« Au-dessus de ces qualités qui , quelquefois , il faut le dire , se changeaient en défauts (et qui de nous n'a pas ses défauts !) au dessus dominait une bienveillance générale dont sa figure était la sereine expression. Je suis persuadé que jamais volontairement M. Antonini n'a fait de peine ni de mal à personne.

« Mais je m'arrête , car je dois laisser mon collègue vous raconter le triste et dernier épisode de cette vie dont j'ai tenté de vous tracer l'esquisse. Je n'ai point suivi M. Antonini dans cette malheureuse inspection ; à son retour je l'ai trouvé bien profondément frappé et cependant il n'était pas encore sans espoir. Puis, quand j'ai vu, après quatre-vingts jours d'opiniâtre refus, l'estomac recevoir et digérer quelques aliments, alors, sans me dépouiller de mes craintes, j'ai osé espérer, avec tous ses amis, avec tous ses médecins. Une crise violente devait abréger tant de maux. Avant-hier, sur le soir, il me fit prier de me rendre auprès de lui, je le trouvai sans pouls, sans chaleur, sans voix ; et le matin, j'avais longuement causé avec lui, il m'avait accueilli avec plus de bonté et de confiance encore qu'à l'ordinaire, il m'avait pressé les mains avec effusion, après avoir entendu la lecture d'une lettre où je m'étais efforcé d'être son interprète. Emu de cette scène, j'étais sorti plus rempli d'espoir que la veille.... et le soir l'agonie allait commencer.

Antonini laisse après lui une famille au désespoir; une femme qu'il aimait tendrement, qui, accablée depuis plus d'un an, de cruelles souffrances, a trouvé, par une de ces soudaines énergies, dont les femmes sont seules capables, la force de le veiller, de le servir depuis son arrivée, tant désirée, jusqu'à sa dernière heure, si décevante et si cruelle ! Ses enfants le pleureront au loin; l'un d'eux, encore en bas âge, recevra ce coup sans le sentir, sans le comprendre.

« Et vous ses compatriotes, nous tous ses amis, nous en particulier ses collègues, nous n'oublierons jamais cette famille désolée.

« Adieu, Antonini, repose en paix. »

Après M. Broussais, M. le docteur Cabrol, qui avait accompagné M. Antonini durant son inspection, et qui a reçu son dernier soupir, a tracé avec émotion cette dernière partie de sa laborieuse existence.

« L'homme honorable que nous accompagnons jusqu'à sa dernière demeure, choisie par lui au milieu de ses enfants, se repose pour la première fois depuis quinze ans sur la terre d'Afrique. Il a trouvé le trépas dans les efforts qu'il faisait pour en préserver les autres.

« Associé à la dernière période de la vie qu'il vient de parcourir, je dois à sa mémoire d'en rappeler les principales phases. Si nous n'étions en face d'une fosse, où tous les instants sont autant de douleurs, cette seule période fournirait matière à de brillantes pages, car elle devait résumer de longs travaux utiles aux soldats, au colon et aux générations futures de l'Algérie qui en auraient enrichi ses annales.

» M. Antonini avait mission de M. le Gouverneur-Général de parcourir toutes les localités de l'Algérie, d'en établir l'état sanitaire, et de signaler toutes les améliorations à introduire dans les établissements présents comme dans ceux qui étaient à créer; il était chargé, en outre, par M. le Ministre de la guerre, de l'inspection médicale. Cette double tâche, envisagée, comme tout ce qu'il concevait, au point de vue le plus étendu, réclamait des forces physiques en rapport avec la conception cérébrale; celle-ci a usé l'autre, qui, quoique robuste, n'a pas répondu à l'activité dévorante et insatiable de la pensée.

» Parti pour la province de l'est, le 20 juin, il parcourut tout le littoral, se rendit de Bône à Constantine, et là, malgré les conseils pressants de ses amis, qui l'engageaient à rétrograder, il voulut visiter Biskara, cette ville du désert où notre occupation peut devenir une question de santé. « *Que nous importe*, disait-il, *d'examiner les lieux où tout est fait; c'est là où tout est à créer que nos conseils seront utiles.* » Nous y arrivâmes le 13 juillet, après des marches de nuit et par 50 degrés de température. Ennemi de toutes les boissons stimulantes, il ne fit usage que d'eau salée et saumâtre, et ne tarda pas à ressentir les premiers effets de la dysenterie aggravée à son retour à Batnah, ce qui ne put le détourner du voyage de Sétif, où la maladie éclata avec violence. Après deux jours de repos, un mieux apparent permit le retour à Constantine. Il s'y alita pour subir, pendant six semaines, les tourments d'une maladie si violente, que plusieurs fois nous désespérâmes de ses jours. Les soins éclairés, affectueux et incessants de deux de ses amis, les docteurs Vital et Ceccaldi, les témoignages les plus sympathiques de tous ceux qui le connaissaient, la force morale qui ne l'a jamais abandonné, joints à une rémission momentanée de la maladie, permirent le retour à Alger, où il voulait mourir, disait-il, parmi les siens, et être enseveli au milieu de ses enfants dont nous foulons la tombe dans cet instant. Ces tristes vœux ne se sont que trop réalisés, puisqu'ils excitent nos regrets dans cette solitude. *Antonini!* vos désirs suprêmes sont accomplis.... Père! vous voilà près de vos enfants qui vous furent si chers et qui vous coûtèrent tant de douleurs!... Voir votre volonté dernière remplie est au moins une consolation pour les amis qui vous survivent. Le 14 août, jour anniversaire de la mort du dernier enfant qui est enterré ici, ce bon père, inconsolable de cette perte, en proie à une crise des plus aiguës, oublia l'étendue de sa souffrance, refusa nos soins, réclama instamment notre absence, pour sacrifier uniquement au souvenir de son fils toutes les pensées les plus recueillies de la journée. Nul n'a porté si loin le culte de la famille, nul n'a été un époux plus affectueux, un père plus aimant et plus dévoué.

« Cette existence méditative a été si riche de pensées, qu'elle déborde de fécondité et embarrasse ceux qui essaieraient de la peindre. Voici quelques-unes de ses dernières maximes:

« Le progrès est partout, disait-il dernièrement, il faut le concevoir, l'admettre avec prudence et le révéler ausitôt qu'il devient matériellement praticable. — Un principe est-il vrai dans vos convictions? proclamez-le hautement! il pénètre les esprits, votre nom disparaîtra, mais le bien est fait et cela suffit.

« Un jour qu'il croyait sa fin prochaine, entre autres révélations il me fit sa confession scientifique : « Ma » pratique médicale fut heureuse, disait-il; je dois en » donner le secret aux praticiens d'Afrique qui auraient » le droit de blâmer mon silence; tout le monde ignore » que j'ai consacré mes veilles à la rédaction de cinq à » six volumes écrits en italien, ma langue familière, et » non publiés faute de traducteur; si je vis, ils verront » le jour avant un an. » Nous avons l'espoir de recueillir ces œuvres posthumes.

» Quelquefois subjugué par la douleur physique et par la marche désespérante, de la maladie aggravée par les complications, il lui échappait de dire : « Je désirerais » la mort si je n'écoutais que la froide raison philoso- » phique; mais je désire vivre parceque Dieu me donne

» ce desir qui est celui de ma femme et mes enfants
» auxquels j'ai consacré toute ma vie. »

Ces citatations seraient inépuisables si je ne les aban-
donnais pour épancher un dernier adieu sur le cercueil
d'un maître et d'un ami qui ne sera séparé de nous que
par une tombe!!!

———————————

Après le docteur Cabrol, M. Paris, sous-intendant
militaire, a pris la parole et a vivement ému le nombreux auditoire par cette éloquente et chalereuse im-
provisation.

« Messieurs les officiers de santé,

» L'armée, dont vous partagez les périls, dont vous
soulagez les souffrances, connaît tout le prix de votre
dévoûment; mais dans l'armée, l'administration, par
la nature même de son mandat, est plus particulièrement appelée à mesurer la puissance de votre zèle, l'importance de vos services, le mérite de vos efforts. Vous
ne serez donc pas surpris qu'en présence de cette tombe,
qui s'ouvre pour recevoir le médecin en chef de l'armée
d'Afrique, l'administration se soit émue de votre douleur et qu'elle s'unisse à vous pour la partager.

» Je ne vous retracerai pas la vie du docteur Antonini : la voix éloquente d'un de ses confrères s'est chargée de ce soin, et dans ce récit, saisissant parce qu'il
était simple, simple parce qu'il était vrai, vous avez
toujours vu celui dont la mort creuse aujourd'hui dans
vos rangs un si grand vide, s'élever et grandir par sa
propre force, triompher des rivalités par son seul mé-

rite, s'entourer d'affections par son désintéressement cette vertu qui l'a fait mourir pauvre, et qui est si digne d'être exaltée dans votre profession parce que, chez le médecin, le désintéressement c'est la charité.

« Je ne vous montrerai pas non plus dans le docteur Antonini, la nature d'élite dont la place était si bien marquée à votre tête; car vous l'avez tous connu, vous l'avez tous apprécié à sa juste et haute valeur; mes paroles ne seraient donc qu'un pâle reflet de vos convictions.

« Mais je viens de dire un dernier, un douloureux adieu, à celui qui voulut se faire de la terre d'Afrique une seconde patrie, parce que son âme ardente y trouvait plus d'aliments pour son amour de la science, plus d'occasions pour faire le bien et qui a rencontré la mort dans l'accomplissements de ses devoirs.

« Que cette vie, messieurs, que cette mort surtout vous soient toujours présentes! Que le docteur Antonini vive dans vos souvenirs comme méritent de vivre dans la mémoire des hommes ceux à qui il a été donné d'unir à un beau caractère, les séductions de l'esprit et les richesses du cœur, ces qualités qui, dans tous les temps, ont le privilège d'exciter les vives sympathies et de commander la vénération.

Adieu, cher et à jamais regrettable Antonini, ami dévoué, cœur génereux, malheureux père, repose en paix jusqu'au dernier jour à la place que tu t'es choisie auprès de tes trois enfants que tu as tant pleurés !

Ces paroles improvisées et prononcées avec une douloureuse et profonde éloquence ont fait une impression indéfinissable sur l'imposant auditoire qui entourait le cerceuil. ·

Après ces discours, les derniers honneurs militaires ont été rendus au défunt et le cortége à pris silencieusement la route de Mustapha-Supérieur ou le corps a été déposé dans une tombe creusée, selon les désirs du docteur Antonini, au milieu de celles de ses trois enfants ensevelis dans la propriété de M. Ceccaldi, son compatriote et son ami, et qui l'avait quitté, il y a quelques jours, plein d'espérance, pour rejoindre son poste à Constantine.

Extrait du Courrier d'Afrique.

Le 11 octobre, à 11 heures et demie du matin ont eu lieu les obsèques de M. Antonini, médecin en chef de l'armée, chargé de l'inspection médicale de l'Algérie, officier de la Légion d'honneur et de l'ordre de Charles III, d'Espagne. Il a succombé à une longue et douloureuse maladie contractée à Biskara, pendant sa tournée d'inspection. Malgré les conseils de plusieurs personnes, il voulut visiter, au mois de juillet, cette ville du Sahara, enveloppée d'un oasis de plusieurs milliers de palmiers, et où il n'existe que de l'eau salée, dont l'usage, joint à une température de 50 degrés et à toutes les autres influences locales, engendra chez M. Antonini la dysenterie, aux suites de laquelle il a succombé à Alger, le 10 octobre, à neuf heures un quart du matin lorsque, depuis quelques jours, tout faisait espérer un retour prochain à la santé,

Cette mort a produit à Alger une émotion générale; ce chef célèbre de la médecine était ici depuis la conquête et avait asisté à toutes les phases de la guerre et de la colonisation ; tous les hommes d'Afrique le connaissaient, appréciaient sa haute capacité comme médecin en chef, comme philosophe, comme administrateur, c'était l'homme des hautes conceptions, des grandes idées, du progrès dans toutes les questions ; sa pensée, toujours élevée, droite et indépendante dominait le présent et prévoyait l'avenir avec une rare sagacité.

A la tête d'une spécialité scientifique, composée d'hommes éclairés, érudits et portés aux nobles et modestes devouéments, M. Antonini avait su tenir toujours sûrement les rênes d'une puissance entièrement intellectuelle, et il n'en employait jamais d'autre. Il était surtout remarquable par le raisonnement, la logique, la finesse d'esprit et la puissance de conviction dont il savait si bien pénétrer ses auditeurs. Sa mort laisse un vide immense dans le corps des officiers de santé. L'armée perd en lui une de ses illustrations africaines, la société un fécond et utile philosophe. Cette perte a été comprise; car un concours immense se pressait samedi dernier autour de son cercueil, où chacun venait rendre un dernier hommage à cette intelligence éteinte, admirée durant sa vie et devenue aujourd'hui l'objet des regrets unanimes.

La pompe militaire est venue donner d'éclat à ses tristes funérailles. Un fort détachement commandé par un officier supérieur, ayant en tête huit tambours, une musique et une fanfare formait le convoi, dirigé par le colonel Marengo; les coins du poële étaient tenus par

MM. Pélissier, colonel, chef d'état-major, Paris, sous-intendant militaire de première classe, Pallas, médecin en chef, remplaçant le défunt, et Horeau, pharmacien en chef de l'armée; immédiatement après venait M. Antonini neveu, représentant la famille, et soutenu par le bras de M. le docteur Cabrol, qui avait partagé pendant tout le voyage et la maladie du médecin en chef, ses fatigues et ses travaux.

Le reste du convoi se composait de tout ce que la ville d'Alger renfermait de fonctionnaires de tous les ordres, parmi lesquels on remarquait MM. les lieutenants-généraux de Bar et Galbois, les maréchaux-de-camp Charon, Lechéne et Gentil, tous les intendants présents dans la place, les officiers supérieurs, les officiers d'état-major, des députations de tous les corps et de tous les grades, tous les membres du corps de santé et des administrations militaires, les autorités civiles de tous les ordres et des citoyens de toutes classes. La douleur et le regret étaient peints sur toutes les physionomies, le recueillement silencieux indiquait que chacun sentait cette perte à sa manière, car l'homme qui provoquait cet hommage était un homme universel qui, depuis quinze ans, répandait des lumières dans toutes les branches. Mgr. Dupuch présidait le service funèbre et a prononcé après l'absoute un discours touchant qui a rappelé les éminentes qualités qui distinguaient celui dont il ne restait plus que le corps inanimé; il a exalté le talent, le zèle et l'abnégation qui distinguent la profession de médecin militaire en Afrique, et a terminé en disant : *Dans mes rapports avec l'armée, j'ai pu apprécier les œuvres des médecins d'Afrique, les rares qualités de leur chef, et comme ministre du ciel je suis heureux d'ajouter qu'il est mort dans le sein de la foi.* Le cortège a traversé lentement la ville ; après avoir franchi la porte Bab-Azoun, il s'est arrêté sur la route de Mustapha, où les honneurs militaires lui ont été rendus, et où ont été prononcés plusieurs discours au milieu de l'émotion générale et d'un concours immense d'assistants.

De là le corps a été conduit, accompagné par la majeure partie du cortège, jusqu'à Mustapha-Supérieur, dans la campagne de M. Ceccaldi, ou reposent déjà trois de ses enfants.

Extrait du National du 30 *octobre* 1845.

L'armée frappée naguère dans la personne d'un de ses plus illustres membres, vient encore de perdre un de ces hommes dont la vie fut un modèle de dévouement à la patrie, d'humanité pour ses semblables de désintéressement personnel et de sévère probité.

M. Antonini, médecin en chef de l'armée d'Afrique, est mort à Alger, le 10 de ce mois.

La carrière de M. Antonini fut, après celle de Larrey, une des plus laborieuses qu'on connaisse, et l'existence de ces deux hommes est désormais inséparable de la gloire de nos armées et de leur reconnaissance.

Tous deux ne connurent d'autres jouissances que celles du travail ; d'autre bonheur que celui de secourir le soldat sur les champs de bataille ou dans les hopitaux, tous deux sont des modèles accomplis parmi ceux qui ont le plus honoré leur profession.

Né dans ces humbles rangs du peuple où résident les forces vives ùe la nation, et d'où sortent avec les lumières qui l'éclairent les grands cœurs qui l'honorent, M. Antonini eut d'abord à lutter contre les difficultés de sa profession. Le travail, qui avait été pour lui une ressource, devint une passion à laquelle il dévoua son existence entière, parcequ'il y trouvait le moyen de servir tout ce qu'il aimait, sa patrie et la science. Un jour viendra où quelqu'un de ses confrères de la médecine militaire sera plus libre de rendre à la mémoire de cet homme de bien le solennel hommage qui lui est dû. Aujourd'hui nous ne pouvons que le regretter, et représenter quel homme l'armée a perdu, en citant quelques-unes des paroles qu'a prononcées sur sa tombe M. Casimir Broussais... (écrites plus haut.)

M. Antonini a succombé à la dysenterie.

Depuis trois ans l'Afrique a vu mourir six officiers de santé.

Larrey, Antonini, Arselin, Marseilhan, Lepelletier et vous Rosaguti dernière et intéressante victime de la science, recevez nos derniers hommages; vous serez l'éternel honneur de l'humanité et vos noms resteront inscrits au premier rang parmi ceux des plus braves et des plus glorieux enfants que la France ait produits!

Et vous, Michel, Lefebvre, Bécœur, Artigues, et tant d'autres généreux représentants de la médecine en Afrique, vous avez pleinement justifié les espérances que donnaient vos lumières et votre courage. La France associera vos noms à ceux de ces braves soldats qui continuent ces glorieuses traditions !

Plusieurs journaux politiques et scientifiques ont reproduit ces discours. De toutes parts les regrets ont été unanimes, sincèrement sentis et le plus énergiquement exprimés. Chacun a compris l'étendue de cette perte et s'est ému en songeant au triste veuvage de celle qui a survécu avec l'obligation d'assurer l'avenir de trois enfans, après en avoir pleuré six. M. le ministre de la guerre, a adressé à cette veuve une lettre de condoléance. M. Évrard de St. Jean, directeur de l'administration de la guerre, a développé dans une autre les hautes qualités, les sentimens elevés et le dévouement du médecin en chef, qui a succombé dans l'accomplissement d'un généreux devoir. Il a fait sentir qu'il s'associait à la douleur de la famille et au deuil de tout le corps de santé, péniblement ému de cette perte.

Plusieurs personnages, un grand nombre d'amis, des fonctionnaires de toutes les corporations se sont empressés de répondre pour leurs sympathies à la nouvelle de cette mort si inattendue. Je choisis dans le nombre la copie d'une lettre que m'adressa M. le général baron du Verger, auquel je venais d'en envoyer une, dictée par Antonini avant de mourir et un fragment de celles que m'adressèrent, à cette occasion, les deux frères Monard, ces dignes médecins de l'armée, qui, unis à Antonini, ont formé à Alger, cette trilogie dictant pendant 15 ans les oracles de la médecine.

« Le Mans, le 7 novembre 1845.

« Mon cher docteur :

« J'ai reçu votre douloureuse lettre renfermant celle

de ce pauvre Antonini, que je regrette plus que ne puis l'exprimer; c'est une grande perte pour l'armée d'Afrique qui avait en lui la confiance, qu'il savait inspirer à tous ceux qui le connaissaient, et qui depuis 15 ans éprouvaient les effets de son zèle, de son dévouement, de son expérience et de ses talens.

« Madame du Verger et moi l'aimions comme un de nos meilleurs amis, l'attachement que nous lui avions voué ne se fût jamais refroidi, parcequ'il était basé sur l'estime.

J'avais été assez heureux dans un temps pour faire apprécier ses services à des personnes qui hésitaient à le recompenser ; je le devais comme chef de l'état-major de l'armée d'Afrique, position qui m'avait mis à même, de connaître son mérite.

Je suis maintenant fort préoccupé de ce que deviendront sa veuve et ses enfants, car je crois qu'Antonini n'avait pas de fortune ; ils auront probablement trouvé appui et consolation près du gouverneur et du chef d'administration.

« Vous vous êtes montré homme de cœur, mon cher docteur, en remplissant scrupuleusement les dernières volontés de celui que nous pleurons, recevez-en mes sincères félicitations, en mon particulier je vous sais gré de les avoir remplies à mon égard, puisqu'elles me prouvent que Antonini, avait conservé bon souvenir de moi, et que je n'aimais pas un ingrat. . . . .

. . . .

. . . .

« Agréez etc.

Signé le général baron du Verger.

« P. S. Si madame Antonini, est encore à Alger, veuillez l'assurer que personne plus que moi et madame du Verger, ne prend part à sa douleur.

Metz le 10 décembre 1845.

Mon cher confrère,

... .

....Nous nous associons encore à nos collègues par un douloureux témoignage de sympathie et confondons avec les leurs, du fond de notre retraite, de bien vifs regrets, que nous vous confions comme au digne inteprète des sentimens dont la touchante expression a le plus honoré une mémoire qui nous sera toujours chère. Ce n'est pas seulement une longue habitude des plus intimes relations, ni l'appréciation sans réserve d'une grande distinction de caractère qui nous appellent à partager tant d'affliction; nous y sommes portés surtout par l'idée que nous nous faisons de la douleur profonde dans laquelle doit être plongée une excellente femme qui ne vivait que pour son mari, comme lui-même n'existait que pour elle et ses enfans. Peu de personnes ont connu cet intérieur ; mais nous, si longtemps les temoins de ses joies ou de ses peines, d'une mutuelle tendresse, d'une constante et réciproque sollicitude, nous pouvons mieux que d'autres mesurer toute l'étendue du·malheur qui a frappé un si beau sanctuaire, où toutes les vertus privées avaient leur culte. On reste muet à cet aspect, les consolations manquent, le courage fait défaut à la bonne volonté, pour en adresser, alors même qu'elles sont devenues plus que jamais indispensables. Pour le monde sans doute, comme pour la science, l'exemple d'un dévouement sans bornes aux intérêts de l'humanité, de bons principes, le raisonnement éclairé par une haute philosophie, multiplieront les imitateurs, mais pour la famille le vide restera et laissera toujours à de généreux amis une tâche difficile à remplir. C'est à l'efficacité de leurs soins empressés que se rattachent aujourd'hui les premiers de nos vœux. . . . .

« Signé Monard, frères. »

Le portrait d'Antonini par .M. Vital, aussi fidèle et
ingénieux observateur qu'excellent peintre, trouve à
propos sa place dans cette notice. C'est le résumé de
plusieurs lettres, pour moi pleines d'intérêt qui m'ont
été adressées par cet érudit confrère, médecin en chef à
Constantine.

M. Antonini n'est pas facile à peindre, il avait de
l'indécision dans les contours, de la mobilité dans la
pensée, quelque chose de flottant qui modifiait à chaque instant son image intellectuelle ; c'était une nature
insaisissable, ces natures se déplacent spontanément et
changeant de perspective, échappent aussi bien à l'analyse qu'à la description.

Il aimait les livres et la littérature, s'occupait d'histoire,
abordait volontiers les questions politiques, méditait les
philosophes et les médecins, sa conversation donnait
une idée parfaite de son type intellectuel. Il étonnait
par l'étendue de ses connaissances, par la multitude de
ses excursions dans tous les genres, par la facilité avec laquelle il soutenait et attaquait les mêmes points de doc-

trine, par les ressources et les subtilités de son esprit.
Son caractère scientifique, c'est de n'avoir adopté aucun
parti de n'avoir marché sous aucune bannière. Il n'avait
pas de doctrine à lui, parcequ'il n'était pas fait pour
adopter servilement les idées d'autrui. Il se sentait mal
à l'aise dans les limites entre lesquelles les diverses écoles ont emprisonné la science et comprenait que, quels
que soient les progrès que réalise l'intelligence humaine,
il y aura toujours un dernier mot qu'elle ne saura pas.
Or, d'après lui, ce dernier mot introuvable, était le
seul essentiel à connaître ; c'était la clef de voute qui
devait soutenir tout l'édifice scientifique, clef de voute,
en l'absence de laquelle, l'édifice croulera souvent,
sera repris et ne s'achèvera jamais. Ainsi s'explique
pourquoi Antonini n'avait pas voulu des théories des
autres et n'avait pas tenté d'en créer une.

Et cependant, chose singulière! on l'entendait chaque
jour répéter que les faits exigeaient une coordination,
que les systêmes étaient indispensables, que l'électisme
était une utopie. Il penchait vers certaines doctrines
plutôt qu'il ne les adoptait. En médecine, les travaux de
Giacomini lui plaisaient, il les défendait avec verve contre ses adversaires ; mais venait-on à les exalter ? combien d'objections pressantes ne trouvait-il pas, combien
de motifs de doute ne soulevait-il pas ? En philosophie
il était franchement spiritualiste et laissait penser qu'il
avait été séduit par les idées de Buchez ; cependant il
ne fallait pas soutenir devant lui, que le matérialisme
était absurde et insoutenable ! il s'abandonnait volontiers aux plus hautes spéculations de la science, et provoquait la discussion sur toutes les questions de philosophie
de médecine, de politique, d'histoire etc., alors il était

vraiment lui. A son geste animé et rapide, à la fermeté de son intonation, à son langage imagé, à l'abondance des idées et des argumens, à l'intelligence, qui comme une vive lumière rayonnait soudainement sur son visage on le sentait sur son terrain. La mobile finesse de ses traits, rendait son silence même intelligible et fesait deviner une replique triomphante, au moment ou les raisons les plus spécieuses lui étaient opposées.

Antonini porta-t-il trop loin le goût de la discussion? se laissa-t-il quelquefois entraîner à des contradictions sans importance? dans son besoin d'argumenter et de rencontrer un antagoniste, ne lui arriva-t-il jamais de lutter contre des idées qui étaient les siennes?... On lui a fait ce reproche et nous ne nierons pas qu'il ne soit à à certains égards fondé; mais c'est là un reproche peu grave. Quand Antonini se faisait le champion d'une idée fausse ou d'une doctrine erronée. il ne considérait plus la discussion que comme un jeu d'esprit, comme un tournoi inoffensif. plus d'une fois après les luttes de ce genre où les ressources de sa dialectique et des objections imprevues avaient reduit son adversaire au silence; nous l'avons vu restituer aux faits et aux idées leur véritable sens et montrer par quels artifices l'erreur avait pu l'emporter sur la vérité.

En résumé M. Antonini n'avait pas une de ces figures à contours fermes et arrêtés qui se laissent dessiner en quelques coups de crayon; pour en saisir la physionomie il fallait l'étudier longtemps dans sa finesse, dans sa mobilité, et alors qu'on l'avait comprise on sentait l'impossibilité de la rendre.

Si M. Antonini est incaractérisable comme médecin philosophe, il n'en est plus ainsi en tant que praticien,

Au lit du malade, on le voyait mettre les théories et subtilités de côté et arriver par le plus court chemin à la détermination de la nature des maladies, avec quelle pénétration il démélait les faits, avec quelle sagacité il les suivait dans leurs détours, avec quelle certitude son traitement atteignait le but ! Il a triomphé surtout comme praticien, c'est en cela qu'il a été homme sage, prudent, habile et clairvoyant.

Au physique il avait un extérieur imposant, il était grand et avait un certain embonpoint, sa démarche était mesurée, ses manières étaient simples et dignes, son visage empreint ordinairement d'une douce gravité était animé par un regard bienveillant on ne pouvait le voir sans l'aimer, sa voix flexible et sonore s'accommodait à toutes les nuances de sa pensée.

M Antonini avait fait d'excellentes études, il avait retenu un grand nombre de vers d'Horace et d'Ovide ; il savait son *Virgile* comme un professeur du collège de France et me recita, tout d'une haleine, le lendemain du jour où il fut transporté chez moi, la satire de Ju- venal « *Hominum vota* » un fait prouve encore, à quel point ses auteurs lui étaient présents: un jour, qu'il avait plus souffert et que je discutais avec lui les chances bon- nes et mauvaises que présentait sa maladie, je lui dis: ne pensons pas de mal des jours à venir, et, en riant j'ajoutai cet hemistiche du morceau de Virgile intitulé «*Copa*» *pereant qui crastina curant*! il se mit à sourire et me répliqua *oui*, mais pendant que nous vivons la mort ar- rive et il compléta immédiatement ma citation par ce vers qui lui fait suite « *Mors aurem vellens: vivite, aït, venio* ».

« Un jour que nous étions seuls, il me dit : je suis

médecin et je pèse en silence les chances bonnes et mauvaises que présente mon état, pourquoi ne me viendriez vous pas en aide ? pourquoi ne causerions-nous pas de ma santé et de mon existence, comme si elles n'étaient pas miennes ? je suis homme et je saurai mourir à mon heure et puis j'ai été trop cruellement frappé dans ma famille pour aimer encore la vie. Peut-être plus d'une fois surprendrez-vous des larmes dans mes yeux, la pensée d'êtres chers que j'abandonnerais trop tôt les fera couler, non le regret de mourir. Il entra alors dans une foule de détails qui me prouvèrent qu'il avait suivi d'un œil calme et froid, les progrès de sa maladie. Puis m'ayant bien convaincu qu'il savait d'une manière précise la menace qui pesait sur son existence, il ajouta :

« Peut-on dès à present considérer ma guérison comme assurée ou comme impossible ? » il n'y avait pas à hésiter, il connaissait la vérité toute entière et voulait en causer, des paroles mensongères l'auraient froissé et il aurait rompu la conversation, je répondis donc tristement : je suis votre ami et je vous sais digne d'entendre la vérité ; « non il est impossible de juger à l'heure qu'il est, si votre maladie sera mortelle ou si vous vivrez » à peine ces mots étaient-ils articulés, que le sourire reparut sur le visage pâle d'Antonini. Il me serra la main en disant : Dieu soit loué, je pourrai donc épancher mes pensées, je pourrai donc, quoiqu'il arrive dire et entendre la vérité.

« Souvent il me parla de la mort de ses trois enfants. Le dernier coup, disait-il, a porté sur des cicatrices ; il a plongé au plus profond de mes entrailles, jusques là j'avais cru que la paix de l'âme est toute entière dans une vie honnête et dans l'accomplissement de son devoir.

Une fois je lui reprochai de n'avoir point encore mis la dernière main à l'ouvrage dont il nous a lui-même parlé. Je n'en ai pas eu le loisir, me répondit-il, il faut satisfaire à la conscience avant de travailler à la renommée......

J'arrrive aux idées philosophiques d'Antonini, il avait adopté celles de Buchez. Le progrès est la loi du monde matériel et de l'humanité. Aux premiers jours de la création notre globe est une masse bouillonnante ou rien ne peut vivre. La masse se refroidit, sa surface devenue solide se couvre des végétaux les plus simples. Bientôt les débris de végétaux s'accumulent, une couche d'humus est formée et des plantes et des arbres d'espèces variées s'élèvent

Dès que le règne végétal s'est multiplié pour fournir à sa subsistance, l'animal parait. De gradation en gradation, les espèces végétales et animales deviennent plus nombreuses et plus parfaites, enfin un jour, tout est préparé pour la venue de l'homme et Adam est créé. Jusqu'ici donc ; créations successives dont chacune a pour mission de préparer le terrain de la création future, chaque création est un progrès et reconnait Dieu pour auteur. Le temps qui s'écoule entre deux créations, offre des modifications, des développemens, mais pas de progrès.

Tout ce qui est dehors de l'humanité progresse aveuglement sous la main de Dieu. L'homme créé à l'image de Dieu, concourt activement au progrès. Il est né pour vivre en société, c'est à dire pour marcher avec ses semblabes vers un but. Il n'y aurait pas de société si les hommes n'avaient besoin les uns des autres; si la réunion de tous leurs efforts n'était nécessaire pour atteindre un but que le créateur lui-même impose comme un devoir. Le but commun d'activité sociale étant donné par Dieu, devient une morale religieuse. Pas de société sans morale, pas de morale sans religion. La société qui perd ses croyances religieuses est bien près d'être immorale et tend à sa ruine ; celle qui perd sa morale est par cela même en dissolution.

Aux premiers âges, le but commun à atteindre devait être le plus simple: *constitution de la famille*, à une seconde époque, la race est formée, plus tard les hommes se répandent sur la terre, ils agissent sur le monde extérieur, transforment le milieu où ils doivent vivre, les races étaient restées ennemies et armées les unes contre les autres ; leur fusion en une seule société constitue une nouvelle période ; alors naissent les grandes sociétés : *Indienne* et *Egyptienne* : mais ces sociétés étaient formées de Castes, l'inégalité y était admise en principe, elles étaient d'ailleurs opposées entre elles. Le *Christ* paraît, il pose comme but nouveau, la fraternité universelle, l'égalité, l'abolition de l'esclavage, l'unité du genre humain.

Avant la venue de l'homme sur la terre, Dieu, à chaque progrès, intervenait activement. Il procédait par créations successives. Depuis la formation des sociétés humaines, chaque progrès social est le résultat de son intervention; il procède par révélations successives. La bible nous a transmis la plupart des révélations, qui avant l'ère chrétienne, poussèrent l'humanité d'époque en époque. La dernière révélation, celle qui assigne définitivement à l'homme son but final nous vient de *Jésus*.

Parmi les hommes qu'Antonini aimait dans le corps de santé, M. Millot était celui avec lequel il se plaisait le plus à discourir sur la doctrine de Buchez, parce-qu'il avait vu de près le maître, qu'il était au nombre de ses disciples et l'ami de ses collaborateurs. Mieux qu'un autre il comprenait les applications pratiques des croyances qui avaient séduit l'esprit d'Antonini.

Je regrette ne pouvoir reproduire ici en entier une exposition même déjà abrégée de la philosophie de Buchez par M. Millot, écrite relativement à Antonini. Je la réduis à quelques paragraphes complémentaires du discours précédent.

« Entrainé vers la philosophie par une aptitude spéciale, qui comme nous l'avons remarqué déjà, se révéla par des succès dans ses études classiques, Antonini s'en est constamment occupé toutes les fois que les devoirs de sa profession lui en ont laissé le loisir; avec son esprit logique il avait d'ailleurs besoin d'une doctrine qui lui servit de critérium, pour juger les hommes et les faits et dans laquelle il pût lui-même puiser avec certitude les motifs de ses actes, or il s'applaudissait chaque jour d'avoir trouvé la satisfaction complète de ce besoin de l'intelligence, dans la philosophie de M. Buchez dont l'esprit éminemment pratique le séduisit au premier abord. Cette philosophie peut être, à juste titre, nommée doctrine du Progrès; car c'est là seulement que ce mot progrès, dont on a tant abusé dans ce siècle, et que les écoles les plus opposées ont adopté comme drapeau, a été pour la première fois rigoureusement défini.

Buchez a demontré que le progrès était une loi générale de notre univers, s'appliquant aux faits de l'ordre brut, à ceux de la nature vivante, ainsi qu'à ceux de l'intelligence humaine.

La géologie démontre que les terrains divers qui

forment l'écorce solide de notre planète, se sont super-
posés dans un ordre déterminé.

La Zoologie prouve que les espèces végétales et animales qui ont vécu et qui vivent encore sur ce globe, y
ont apparu à des époques successives, avec une organisation de plus en plus complexe.

La loi de progression qui préside à l'évolution du
genre humain en art, en science, en industrie, en morale et en politique, est tout aussi incontestable.....
De ces termes déjà connus on peut déduire les termes fu-
turs ou le but final proposé à l'humanité, et par conséquent trouver les moyens propres à la diriger vers ce but.

L'histoire universelle, ou la succession de faits humains de tous les ordres, se trouve ainsi constituée en
science véritable, destinée à exercer la plus grande in-
flueuce sur l'avenir des sociétés humaines..........
Un point important de cette doctrine, c'est de considérer les révélations successives dont l'humanité a été l'objet, comme offrant dans l'ordre des faits humains, une
analogie complète avec celles que présentent dans l'ordre
du développement les créations successives d'espèces
végétales et animales admises par les géologues et con-
formes avec les jours ou périodes des diverses cosmogo-
nies antiques.

Dans les deux cas, on est conduit à reconnaitre l'intervention directe de la puissance suprême à certaines
époques. Chaque révélation, indique aux hommes un
nouveau but à atteindre, prescrit un nouveau devoir
moral d'un ordre plus élevé que le précédent, qui ne
peut être accompli que par le travail de plusieurs siècles. Il doit avoir pour résultat, l'amélioration de la
condition des hommes.

La dernière révélation est celle du Christ, venu il y a 1800 ans apporter aux hommes la bonne nouvelle de la fraternité universelle , au milieu d'une société constituée sur le droit de la race. Il s'ensuit que la philosophie du progrès est essentiellement chrétienne et même catholique , puisque le catholicisme est la plus complète expression du christianisme.......... ....

Buchez tire de ces principes plusieurs conséquences pratiques :

1° Le but final du christianisme est à la fois politique et industriel : toutes les classes souffrantes de la société sont émancipées , l'exploitation de l'homme par l'homme cesse , le pouvoir social est constitué sur le principe du dévouement et de la responsabilité vis à vis de la loi morale.

2° L'unité humaine est réalisée par la réunion successive de toutes les nations à celle qui la première aura accompli dans son sein les préceptes évangéliques qui viennent d'être exposés.

Mais avant qu'il soit possible d'atteindre un but aussi éloigné , il y a nécessité pour les hommes de bonne volonté de travailler de toutes leurs forces à leur perfectionnement moral, afin d'agir sur leurs frères par la puissante influence de l'exemple et de se dévouer complétement c'est à dire jusqu'au sacrifice de la vie, s'il le faut, à l'amélioration physique , intellectuelle et morale de la condition du plus grand nombre. Comme chacun ne peut au reste , contribuer à ce résultat que dans une certaine mesure, il importe que tous ces efforts individuels se combinent et c'est ce qui a lieu maintenant quand ils se rattachent au devoir national ; car dans la poursuite du but assigné à l'humanité , les nations di-

verses se partagent le travail de manière à réaliser chacune une portion de l'œuvre commune. Pour nous
français, notre devoir, consiste à continuer par tous
les moyens d'action qui nous ont été départis, la tache de
nos pères; c'est-à-dire à nous constituer intérieurement
conformement au principe chrétien et à prêter aux autres nations, au prix de nos trésors et de notre sang,
l'appui dont elles auraient besoin pour se constituer à
notre exemple, si par malheur le peuple français tout
entier, pouvait un jour oublier son rôle d'initiateur dans
la voie du progrès et s'endormir dans une coupable et
égoïste indifférence; à l'instant même la France dispa-
raitrait comme nation; car l'histoire démontre qu'en
pareille circonstance la fonction abandonnée est acceptée
par un autre peuple et forme l'origine d'une nationalité
nouvelle. . . . .

Telles sont en abrégé les idées principales de la philosophie de Buchez, idées tronquées sans doute par la
briéveté de l'exposition, mais dont on peut étudier le
dévéloppement dans ses ouvrages et dans ceux de ses
disciples.

M. Tripier qui a vécu, avec sa famille, dans l'intimité de celle de M. Antonini et qui a moins discuté
avec lui les principes philosophiques, qu'il n'en a suivi
l'application, s'exprime ainsi dans quelques notes : «autant il était ferme dans ses jugemens, autant il avait mis
de prudence à les formuler, autant il avait pris de soins
pour s'éclairer; on lui trouvait l'esprit constamment dans
un état d'interrogation qui n'avait rien de la curiosité vul-
gaire, c'était des matériaux qu'il recueillait pour l'étude,
il rêvait à l'amélioration de l'esprit humain, des institutions sociales et à la perfectibilité des choses matérielles.

Dans la conversation, on se trouvait souvent en opposition avec lui, mais il était rare qu'on ne fût pas ramené vers sa pensée par la réflexion ; c'est qu'il avait approfondi ce qu'on n'avait qu'effleuré........

Les défauts de jugement, les torts de l'esprit et du cœur étaient ce qui le choquait le plus ; plus que personne il oubliait les maux, il pardonnait aux injures, comme faits accomplis ; mais plus que personne il parut sévère contre toute tendance à renouveler des choses qui avaient soulevé sa désapprobation ; s'il porta jamais rancune au passé, ce fut en prévision de ses réactions sur l'avenir....

M. Tripier exprime ensuite la préoccupation d'Antonini, sur l'avenir de la colonie « il considérait, dit-il, la viabilité des enfans, comme une des questions qui intéressent le plus l'avenir de la domination européenne sur l'Afrique.

Il comparait la proportion des décès d'enfans au chiffre de la population enfantine et il portait quelquefois dans cette préocupation un regard inquiet sur l'état futur de notre colonie.

Le développement prospère des coulouglis, lui avait suggéré, qu'il devait y avoir de la part du climat des influences variables sur l'espèce humaine en raison des races et que leur croisement pourrait peut-être seul en assurer la coexistence sur le sol de l'Algérie. Il embrassait dans cette grande pensée tout le passé et l'avenir du pays »...

Ces remarques sont fidèlement confirmées par une note que me dictait Antonini, lorsquil préparait le plan du rapport qu'il devait adresser à M. le Maréchal gouverneur après avoir rempli la mission dont il l'avait chargé, il disait :

« Le fait de la mortalité des enfans mérite de fixer l'attention, les statistiques publiées prouvent que l'administration s'en occupe, à ses yeux le problème de l'acclimatation parait résolu, bientôt les naissances combleront les décès, si l'expérience n'a rien prononcé de définitif, elle offre des données qui permettent de croire à une solution favorable; mais conclure du littoral à la vallée du Chelif ou à l'intérieur des terres serait se tromper, la viabilité des enfans ou la perpétuité de la race européenne reste à l'état de doute; l'époque actuelle laissera ce doute aux générations à venir, si des unions légitimes entre les colons et les femmes indigènes ne viennent le dissiper plus tôt.

Une foi vive empêche l'administration civile de douter, empressée à frapper des impôts, elle oublie de conseiller ou d'imposer des conditions de salubrité dans les constructions nouvelles abandonnées à la spéculation individuelle, tout ne saurait être mauvais dans la vie, dans les arts d'un peuple musulman, les habitations des villages nouveaux ne pourraient-elles rien lui emprunter ?

Le talent ne suffit pas, l'expérience et la méditation des faits historiques peuvent seuls donner aux conceptions la maturité désirable. L'amour-propre des architectes des villes algériennes ne souffrirait pas de la création d'une commission dont les études et les lumières concourraient à la solution d'un problème qui touche de si près aux intérêts les plus chers de la France et de l'humanité.

« De grandes améliorations ont été opérées et le gé-

nie est entré dans une large voie de perfectionnement;
Il n'aura jamais aucun motif de rétrogader..........

L'un des premiers moyens de résoudre le problème,
c'est-à-dire d'arriver à l'acclimatation et à la perpétuité
de la race, consistait pour Antonini, à prendre de telles
mesures dans les constructions nouvelles qu'elles répon-
dissent aux besoins du climat et à ceux que la science
physico-chimique a démontré indispensables au maintien
de la vie et de la santé, il avait trouvé les meilleures
conditions réunies dans la forme d'une maison dont il
aurait conseillé la construction et qui est la combinaison de la maison romaine avec le progrès de l'architecture moderne.

Il se proposait de donner à ce plan de grands développemens qui ne peuvent pas même être sommaire-
ment indiqués ici:

Les élémens de cette habitation existent en Afrique
partiellement dans quelques édifices. Il serait facile de
les réunir dans un établissement public : caserne, hôpital, théâtre, palais de justice encore à créér, ou dans
une maison des nouveaux villages à construire.

Pendant les dix dernières années de la vie d'Antonini,
M. le colonel Tordo a vécu dans son intimité et sur le
même sol où son âme a déposé sa mortelle dépouille.
dans leurs récréations philosophiques, plus familières
dans leur langue maternelle, il en a connu les tendances et les besoins moraux retracés avec verve dans une
longue lettre que je regrette de ne pouvoir reproduire.

« Antonini était déiste, dit M. Tordo, et réduisait
sa religion à deux points principaux : perfectionner sa
raison et aimer l'humanité. L'idée catholique et romaine
dominait son esprit, il voulait un centre régulateur

pour la discipline, et que son directeur fut le pape, mais il ne le voulait point roi... il croyait l'âme immortelle, non pas individuellement mais comme partie de l'âme universelle qui embrasse et anime le monde. Elle participera aux délices de cette grande âme en raison du bien qu'elle aura fait aux hommes lorsqu'elle animait le corps. Si cette croyance était générale, disait-il, le bonheur règnerait sur la terre...

Le docteur Antonini, ajoute M Tordo, n'était pas un solitaire et morne penseur, il partageait son temps entre l'étude et la société. Il trouvait en elles ses devoirs et ses plaisirs; Il remplissait les premiers avec exactitude et goûtait les seconds avec innocence. Il donna des louanges au mérite, encouragea la jeunesse, supporta les offenses avec imperturbabilité et n'eut pas la fierté, mais bien la mansuétude de pardonner à ses ennemis et de leur faire du bien, etc. etc.............

Ces divers jugemens des amis et des contemporains sur le caractère philosophique et moral de l'homme dont j'essaie d'esquisser la vie, sont la preuve de la fécondité du sujet et des difficultés d'en apprécier l'ensemble. Quels que soient nos efforts, nous ne parviendrons pas à l'épuiser. Le devoir que je remplis excusera la témérité de la tâche que j'ai entreprise et que je terminerai par quelques appréciations personnelles.

Antonini était sensible, réfléchi, porté à la méditation. Par sentiment il était entraîné vers la spontanéité, par raison il était arrêté dans la liberté des premières impressions. L'indifférence lui devenait impossible et il était dans sa nature d'être toujours ému. Son âme alternativement livrée aux émotions du cœur et aux ordres de l'intelligence, imprimait aux traits éloquents de sa physionomie le mélange d'une gravité imposante avec une encourageante bienveillance. Il avait des sympathies profondes pour l'humanité et une indulgence éclairée pour les passions humaines, il s'étudiait à discipliner sévèrement les siennes. Tous ses actes étaient dirigés par des principes dont la vérité avait servi de base à ses convictions. Il cherchait à les faire prévaloir et n'éprouvait jamais de plus grande satisfaction que celle de ce succès. L'art de connaître les hommes constituait chez lui un talent dont il fortifiait l'éducation par une observation pénétrante. L'expérience venait presque toujours confirmer la vérité de ses jugemens. Après l'examen de l'individu par d'autres moyens, il faisait l'essai d'une appréciation phrénologique, science remplie de séduction, mais dont il redoutait l'application, parcequ'elle ne possède pas encore des préceptes assez fidèles pour des conséquences aussi importantes. Le moment de cette étude était surtout celui qu'il consacrait aux loisirs de la société. Il était de belle humeur en public et observait sans être absorbé et sans le paraître. Sous les apparences de l'abandon le plus naturel, il recueillait les pensées qu'il pouvait déduire des relations supposées entre le physique et le moral, dans le dialogue il employait un langage qui était moins l'expression de ses idées propres que celui qui convenait le mieux à l'interlocuteur; quelquefois la sévérité passait à la faveur d'une physionomie souriant avec finesse. Il aimait surtout à convaincre, c'est la seule autorité qui eut pour lui des attraits. L'on redoutait bien moins son autorité que sa dialectique.... Il avait le secret d'apprécier les positions personnelles et les reliait avec pénétration à l'intérêt général, son esprit conciliateur l'empêchait de faire de la peine à personne et le rendait au contraire très-puissant à consoler les autres. La trivialité provoquait son impatience, aussi traitait-il avec un égal intérêt, les hautes et les petites questions, un sujet épuré par sa logique acquérait une valeur qu'on était loin de lui supposer auparavant. Il était très-impressionable mais l'expérience lui ayant appris à se méfier de sa sensibilité, ce n'est que dans ses attitudes, ses gestes et sa physionomie, que l'on soupçonnait les débats qui agitaient son âme. Il aimait à entendre les jugemens d'autrui sur son compte. Il les a toujours écoutés sans ressentiment quand ils étaient dictés par la méchanceté et avec reconnaissance s'ils étaient justes, quelque fût leur sévérité.

Son esprit était propre aux recherches patientes des détails, mais devenait brillant dans les choses d'ensemble; il avait néanmoins ses moments d'élection pour chacune de ces aptitudes. Sa conception était prompte, mais la coordonation des idées était une opération longue, un travail difficile qui devenait ensuite concis, plein de vérité et de justesse, souvent pittoresque et toujours empreint d'une touche originale comme sa pensée, il aimait les images, les comparaisons et les ornemens mais il en usait avec une sobriété qui les faisait désirer encore, Il savait ainsi soutenir l'avidité de la pensée, alimenter le besoin de connaître, exciter aux recherches et révéler cette utile curiosité si favorable à l'étude et à l'observation! Son acccent pénétrant, subjuguait les esprits incrédules, on puisait dans ses entretiens une étincelle de ce feu sacré qui ranime le courage de l'homme qui travaille et l'excite à la persévérance, il avait en un mot le secret du cœur humain et le génie d'un artiste. Tous ceux qui l'ont connu et surtout les médecins d'Afrique, possèdent à leur insu, quelques parties du riche domaine qu'il a dépensé parmi nous. L'homme est insatiable et voudrait une plus large part de butin; mais il serait injuste de demander à Antonini ce qu'il n'avait pas : l'éloquence publique, le talent oratoire des tribunes, la brillante représentation sociale, par exemple, talents qui l'ont privé des applaudissements publics durant sa vie; mais qui plus que lui eut joui de ces ovations si elles étaient réservées à l'observateur patient ou séméiologiste attentif, au clinicien sagace, au thérapeutiste clairvoyant, au praticien heureux?

Nous le cherchons encore dans les momens difficiles où nous aurions besoin de ses conseils, son appui nous manque quand arrivent ces jours néfastes où il ramenait la sérénité; alors on fait un appel mental à son souvenir pour y trouver les salutaires consolations qu'on puisait dans ses entretiens. Les événemens qui se succèdent le rappellent sans cesse au milieu de nous et augmentent le regret de n'avoir à invoquer que sa mémoire. La famille le pleure, l'amitié porte amèrement le deuil de sa perte dont elle sent toute l'étendue. La médecine, l'armée et la société mesurent, chacune avec la vivacité de leurs sentimens, le vide que sa mort a laissé dans leur sein !

-----

23 juillet 1846.

Un coup fatal et inattendu frappe encore le corps de santé et l'armée d'Afrique; ce n'était pas assez d'une noble victime! le sol algérien s'irrite de la persévérance de ses explorateurs et n'a pas de pitié pour ceux qui veulent le féconder. M. Gasté, médecin en chef de l'armée successeur d'Antonini, chargé comme lui de l'inspection médicale à peu près au même âge et à la même époque a succombé hier au soir à la même maladie: la *dysenterie*; nous venons de l'accompagner à sa dernière demeure et dans l'expression de nos regrets nous sentions revivre l'amertume de ceux que nous avons déposés il y a quelques mois, sur la tombe de son prédecesseur.

www.ingramcontent.com/pod-product-compliance
Ingram Content Group UK Ltd.
Pitfield, Milton Keynes, MK11 3LW, UK
UKHW020203130726
13696UKWH00002B/684